Práticas Integrativas e Complementares em Saúde:

técnicas expressivas, corporais e mentais

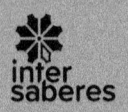

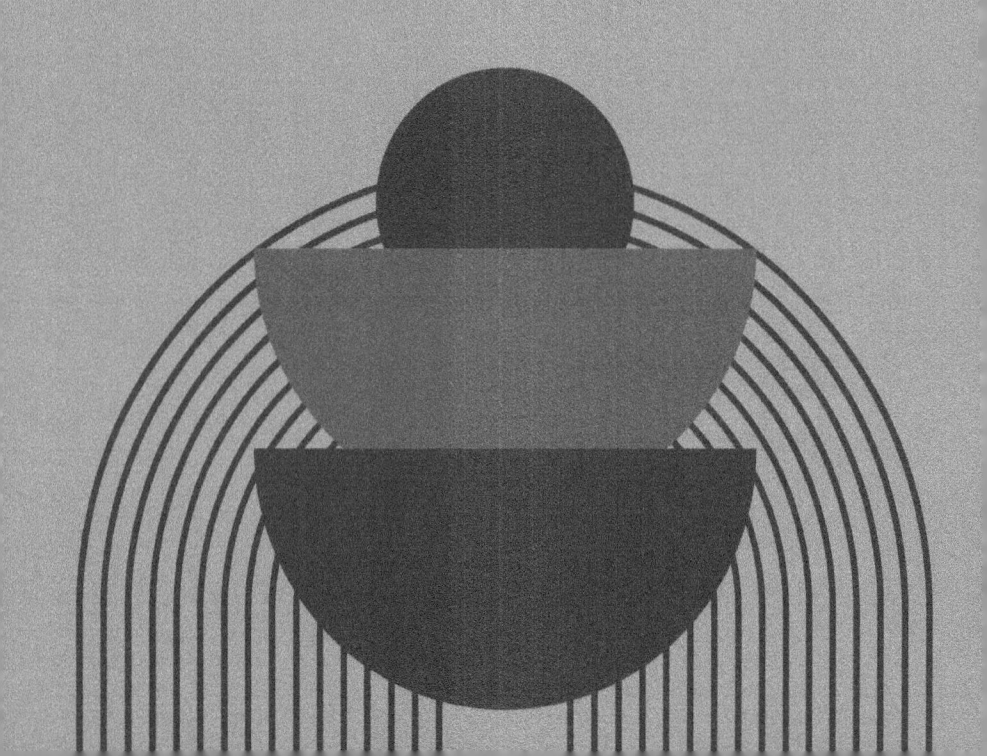

inter
saberes

Práticas Integrativas e Complementares em Saúde: técnicas expressivas, corporais e mentais

Mariel Terezinha Mortensen Wanderley Granato
Paulo Alexandre Monteiro
Fabiana Rodrigues Mandryk
Giani Rúbia de Aviz
Juliana Horstmann Amorim
Denise Hamann

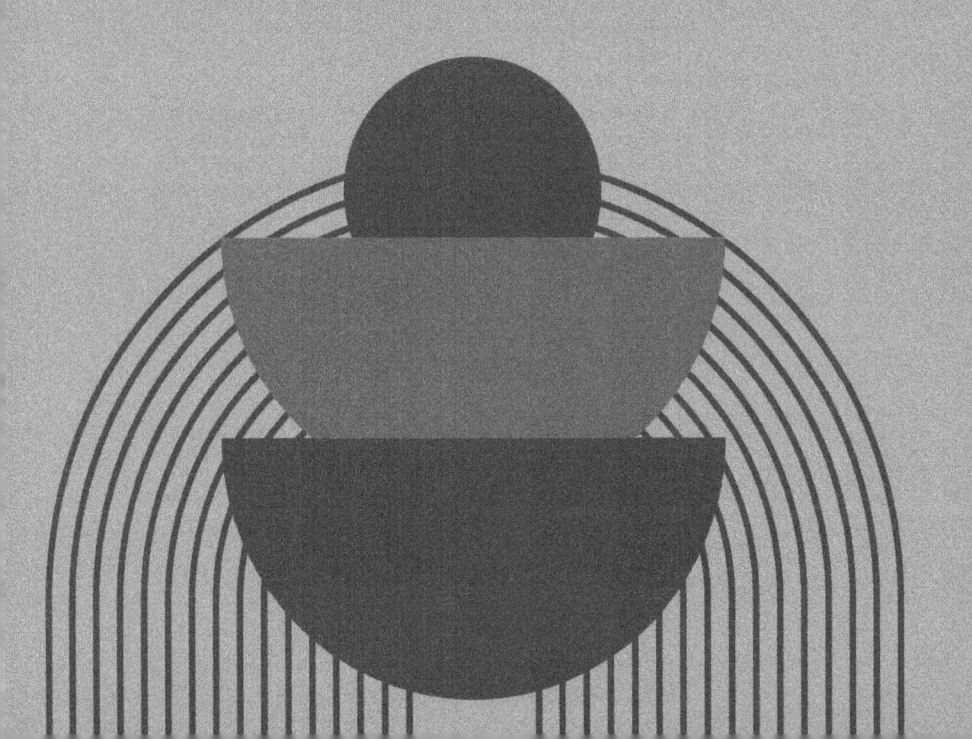

intersaberes

Rua Clara Vendramin, 58 . Mossunguê . CEP 81200-170
Curitiba . PR . Brasil . Fone: (41) 2106-4170
www.intersaberes.com . editora@intersaberes.com

Conselho editorial
Dr. Alexandre Coutinho Pagliarini
Dr.ª Elena Godoy
M.ª Maria Lúcia Prado Sabatella
Dr. Neri dos Santos

Editora-chefe
Lindsay Azambuja

Gerente editorial
Ariadne Nunes Wenger

Assistente editorial
Daniela Viroli Pereira Pinto

Preparação de originais
Palavra Arteira Edição e Revisão de Textos

Edição de texto
Letra & Língua Ltda.
Palavra do Editor
Camila Rosa

Capa
Iná Trigo (*design*)
babayuka/Shutterstock (imagem)

Projeto gráfico
Charles L. da Silva (*design*)
babayuka/Shutterstock (imagens)

Diagramação
Carolina Perazzoli

Equipe de *design*
Charles L. da Silva
Iná Trigo

Iconografia
Regina Claudia Cruz Prestes
Sandra Lopis da Silveira

Dados Internacionais de Catalogação na Publicação (CIP)
(Câmara Brasileira do Livro, SP, Brasil)

Práticas Integrativas e Complementares em Saúde : técnicas expressivas, corporais e mentais / Mariel Terezinha Mortensen Wanderley Granato...[et al.]. -- Curitiba : Editora Intersaberes, 2023.

Outros autores: Paulo Alexandre Monteiro, Fabiana Rodrigues Mandryk, Giani Rúbia de Aviz, Juliana Horstmann Amorim, Denise Hamann
Bibliografia.
ISBN 978-65-5517-137-2

1. Arteterapia 2. Constelação sistêmica familiar 3. Medicina alternativa 4. Medicina ayurvédica 5. Medicina integrativa 6. Musicoterapia 7. Saúde I. Granato, Mariel Terezinha Mortensen Wanderley. II. Monteiro, Paulo Alexandre. III. Mandryk, Fabiana Rodrigues. IV. Aviz, Giani Rúbia de. V. Amorim, Juliana Horstmann. VI. Hamann, Denise.

22-125427   CDD-615.5

Índices para catálogo sistemático:
1. Medicina integrativa   615.5

Cibele Maria Dias – Bibliotecária – CRB-8/9427

1ª edição, 2023.
Foi feito o depósito legal.

Informamos que é de inteira responsabilidade dos autores a emissão de conceitos.

Nenhuma parte desta publicação poderá ser reproduzida por qualquer meio ou forma sem a prévia autorização da Editora InterSaberes.

A violação dos direitos autorais é crime estabelecido na Lei n. 9.610/1998 e punido pelo art. 184 do Código Penal.

Sumário

9   *Apresentação*
11 *Como aproveitar ao máximo este livro*

Capítulo 1
15 **Arteterapia**
17 1.1 Conceito de arteterapia
19 1.2 História da arteterapia
23 1.3 Arteterapia no Brasil
27 1.4 Objetivos da arteterapia
28 1.5 Profissional arteterapeuta
29 1.6 Acompanhamento arteterapêutico
34 1.7 Indicações para a prática da arteterapia

Capítulo 2
41 **Musicoterapia**
44 2.1 Panorama histórico
48 2.2 Conceitos básicos
49 2.2.1 Cliente
54 2.3 Música em musicoterapia
56 2.4 Classificando a musicoterapia
79 2.5 *Setting* musicoterapêutico
83 2.6 Etapas do processo musicoterapêutico
87 2.7 Finalmente, definindo *musicoterapia*

Capítulo 3

93 ***Ayurveda***

95 3.1 A prática
97 3.2 Conceitos básicos
129 3.3 Conceitos históricos
131 3.4 Aplicação prática
138 3.5 Indicações

Capítulo 4

145 **Meditação**

148 4.1 Definição da prática
157 4.2 Conceitos básicos sobre meditação
178 4.3 Conceitos históricos
189 4.4 Aplicação na prática
197 4.5 Indicações

Capítulo 5

213 ***Yoga***

217 5.1 Cultura védica
237 5.2 Estruturando uma prática de *yoga*
243 5.3 *Yoga* no contexto brasileiro

Capítulo 6

249 **Constelações familiares e sua contribuição na área da saúde**

252 6.1 Conceito de constelação familiar
256 6.2 Bert Hellinger
257 6.3 Evolução das constelações familiares
260 6.4 Descobertas de Bert Hellinger
272 6.5 Saúde sob a ótica das constelações
279 6.7 Exercícios sistêmicos

285 *Considerações finais*
287 *Referências*
297 *Respostas*
307 *Sobre os autores*

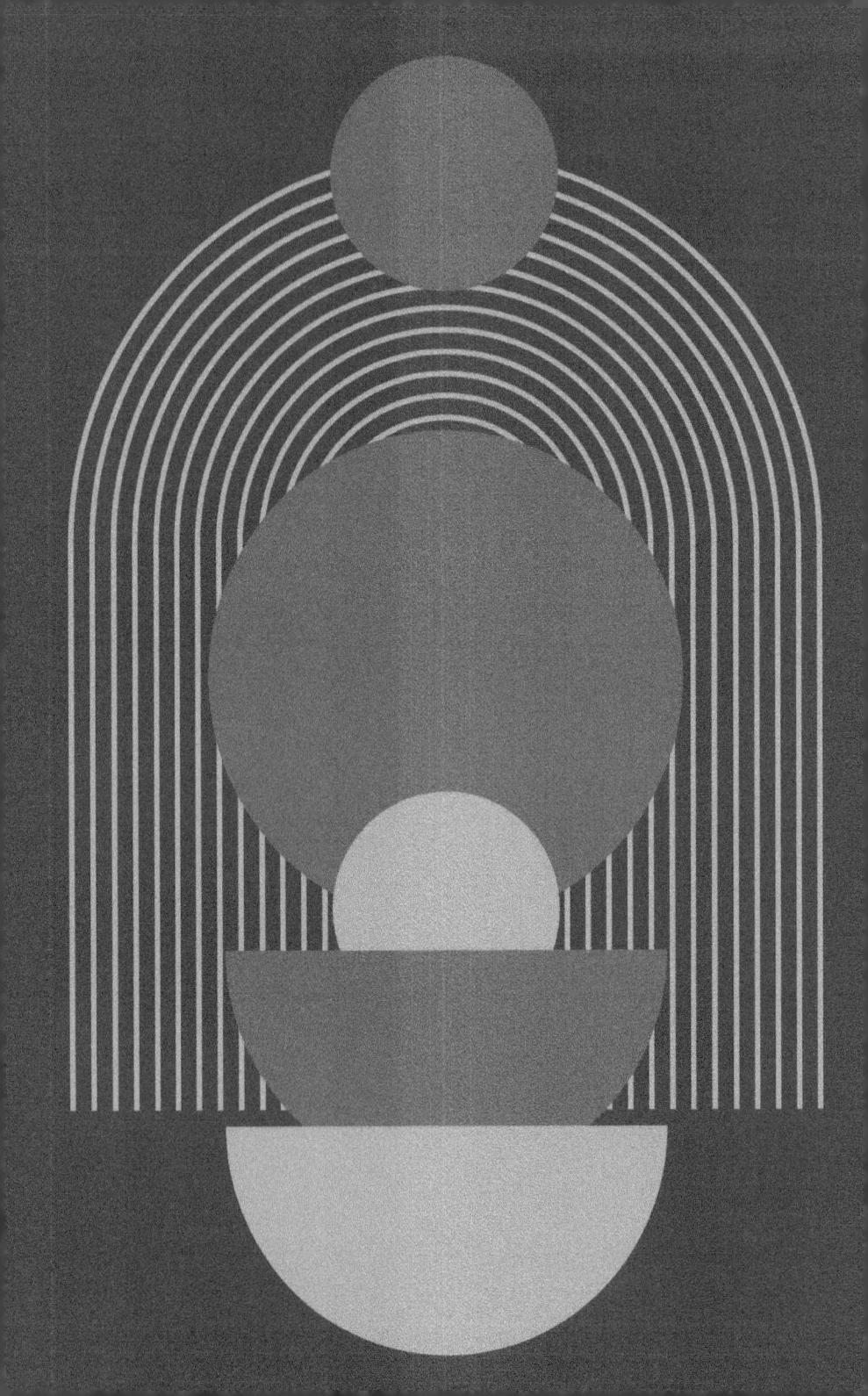

Apresentação

As Práticas Integrativas e Complementares em Saúde (Pics) são conhecimentos considerados tradicionais e que colaboram diretamente com a saúde física, mental e emocional.

Em 2006, com a implantação da Política Nacional de Práticas Integrativas e Complementares (PNPIC) pelo Ministério da Saúde, cinco práticas foram incorporadas e podem estar disponíveis entre os serviços ofertados pelo Sistema Único de Saúde (SUS): homeopatia; plantas medicinais e fitoterapia; medicina tradicional chinesa/acupuntura; medicina antroposófica; e termalismo social (crenoterapia).

No ano de 2017, com a publicação da Portaria n. 849, de 27 de março de 2017 (Brasil, 2017a), foram incluídas 14 novas práticas na PNPIC: arteterapia, *ayurveda*, biodança, dança circular, meditação, musicoterapia, naturopatia, osteopatia, quiropraxia, reflexoterapia, *reiki*, *shantala*, terapia comunitária integrativa e *yoga*.

Em 2018, com a publicação da Portaria n. 702, de 21 de março de 2018 (Brasil, 2018a), foram incluídas na PNPIC mais dez práticas: aromaterapia, apiterapia, bioenergética, constelação familiar, cromoterapia, geoterapia, hipnoterapia, imposição de mãos, ozonioterapia e terapia de florais. Assim, até a publicação deste livro, 29 Pics fazem parte da PNPIC.

Reunimos, nesta obra, 6 das 29 Pics, sendo cinco práticas incluídas em 2017 (arteterapia, musicoterapia, *ayurveda*, meditação e *yoga*) e uma prática atualizada em 2018 (constelação familiar). Essas seis práticas têm em comum as abordagens expressivas, corporais e mentais.

No Capítulo 1, apresentamos uma introdução à arteterapia, suas bases e aplicações na prevenção e na recuperação da saúde humana, bem como a atuação do arteterapeuta.

Abordamos, no Capítulo 2, a musicoterapia, suas origens, seus estilos e a forma como essa técnica pode colaborar para a promoção da individual e coletiva.

No Capítulo 3, analisamos a terapia do *ayurveda*, sua origem e seus fundamentos, além de evidenciarmos como essa terapia está relacionada à saúde individual.

Por sua vez, no Capítulo 4, o ponto central é a meditação, sendo examinados desde seus princípios até as técnicas meditativas, de modo a mostrar como essa prática pode auxiliar no equilíbrio físico, mental e emocional.

No Capítulo 5, detalhamos a *yoga* e os benefícios dessa técnica milenar para a saúde humana.

Por fim, apresentamos, no Capítulo 6, a constelação familiar, desde sua base teórica até sua prática e e sua contribuição para a saúde do indivíduo.

Esperamos que este material possibilite a compreensão das Pics e incentive a utilização delas no dia a dia em prol da recuperação da saúde e da prevenção de doenças.

Bons estudos!

Como aproveitar ao máximo este livro

Empregamos nesta obra recursos que visam enriquecer seu aprendizado, facilitar a compreensão dos conteúdos e tornar a leitura mais dinâmica. Conheça a seguir cada uma dessas ferramentas e saiba como estão distribuídas no decorrer deste livro para bem aproveitá-las.

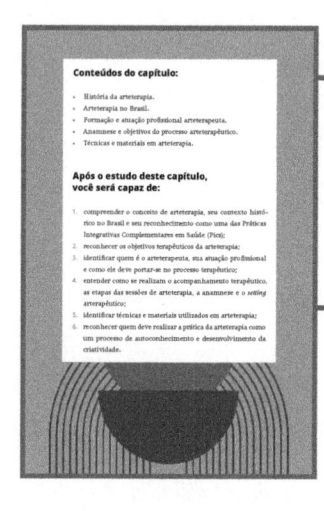

Conteúdos do capítulo:

Logo na abertura do capítulo, você fica conhecendo os conteúdos que nele serão abordados.

Após o estudo deste capítulo, você será capaz de:

Antes de iniciarmos nossa abordagem, listamos as habilidades trabalhadas no capítulo e os conhecimentos que você assimilará no decorrer do texto.

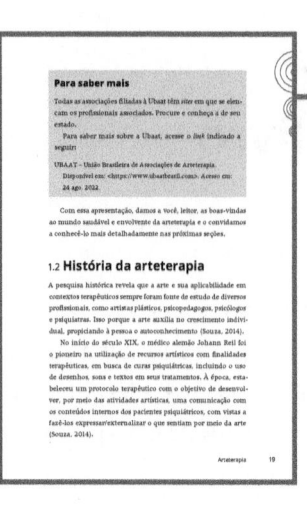

Para saber mais

Sugerimos a leitura de diferentes conteúdos digitais e impressos para que você aprofunde sua aprendizagem e siga buscando conhecimento.

Importante!

Algumas das informações centrais para a compreensão da obra aparecem nesta seção. Aproveite para refletir sobre os conteúdos apresentados.

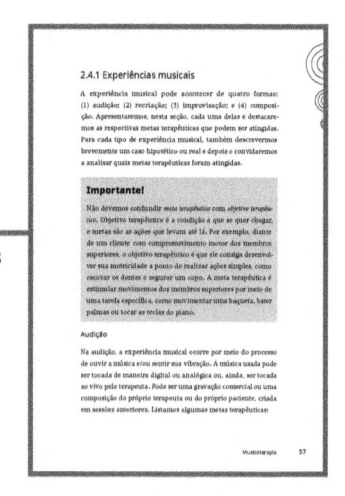

Consultando a legislação

Listamos e comentamos nesta seção os documentos legais que fundamentam a área de conhecimento, o campo profissional ou os temas tratados no capítulo para você consultar a legislação e se atualizar.

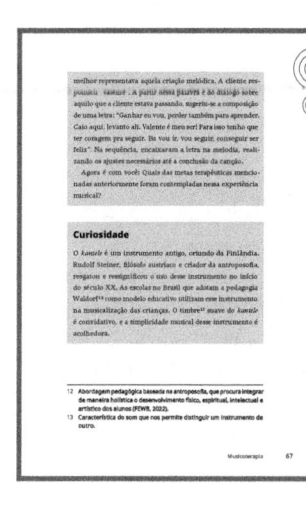

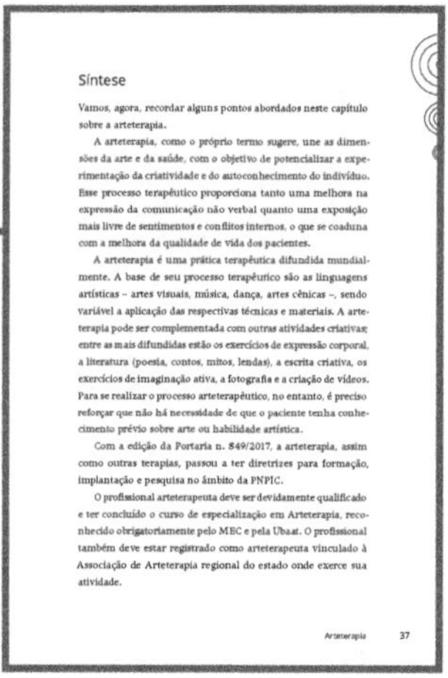

Curiosidade

Nestes boxes, apresentamos informações complementares e interessantes relacionadas aos assuntos expostos no capítulo.

Síntese

Ao final de cada capítulo, relacionamos as principais informações nele abordadas a fim de que você avalie as conclusões a que chegou, confirmando-as ou redefinindo-as.

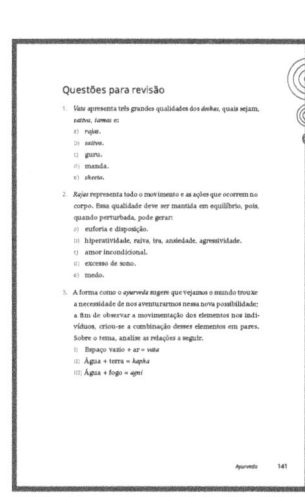

Questões para revisão

Ao realizar estas atividades, você poderá rever os principais conceitos analisados. Ao final do livro, disponibilizamos as respostas às questões para a verificação de sua aprendizagem.

Questões para reflexão

Ao propormos estas questões, pretendemos estimular sua reflexão crítica sobre temas que ampliam a discussão dos conteúdos tratados no capítulo, contemplando ideias e experiências que podem ser compartilhadas com seus pares.

Capítulo 1
Arteterapia

Mariel Terezinha Mortensen Wanderley Granato

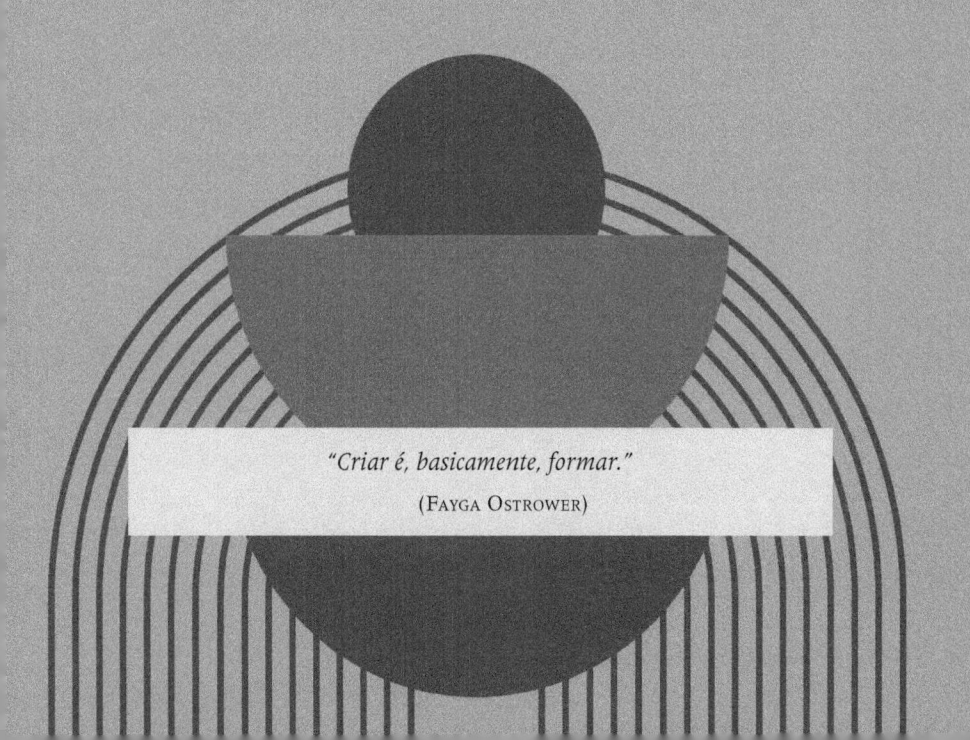

> *"Criar é, basicamente, formar."*
> (Fayga Ostrower)

Conteúdos do capítulo:

- História da arteterapia.
- Arteterapia no Brasil.
- Formação e atuação profissional arteterapeuta.
- Anamnese e objetivos do processo arteterapêutico.
- Técnicas e materiais em arteterapia.

Após o estudo deste capítulo, você será capaz de:

1. compreender o conceito de arteterapia, seu contexto histórico no Brasil e seu reconhecimento como uma das Práticas Integrativas Complementares em Saúde (Pics);
2. reconhecer os objetivos terapêuticos da arteterapia;
3. identificar quem é o arteterapeuta, sua atuação profissional e como ele deve portar-se no processo terapêutico;
4. entender como se realizam o acompanhamento terapêutico, as etapas das sessões de arteterapia, a anamnese e o *setting* arterapêutico;
5. identificar técnicas e materiais utilizados em arteterapia;
6. reconhecer quem deve realizar a prática da arteterapia como um processo de autoconhecimento e desenvolvimento da criatividade.

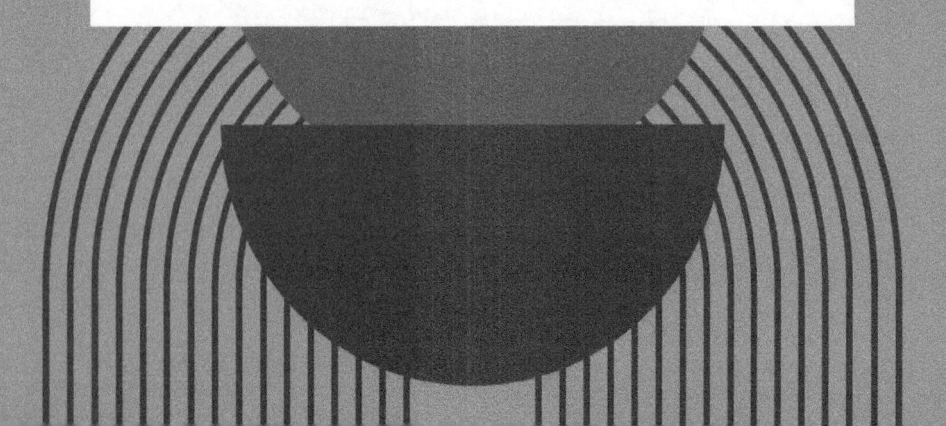

Provavelmente, você já ouviu falar em arteterapia. Mas o que vem a ser de fato a arteterapia? O que compõe e como se realiza o processo arteterapêutico? Em quais situações e para quem se pode indicá-lo? Quais são as qualificações necessárias para se tornar um arteterapeuta? Neste capítulo, abordaremos essas e outras questões, tão comumente observadas pelo público em geral, possibilitando a você, leitor, um entendimento claro e objetivo a respeito dessa prática integrativa complementar tão sutil, prazerosa e, ao mesmo tempo, científica em seus resultados.

1.1 Conceito de arteterapia

A arteterapia, como o próprio termo sugere, une as dimensões da arte e da saúde, com o objetivo de potencializar a experimentação da criatividade e do autoconhecimento do indivíduo.

Esse processo terapêutico proporciona tanto uma melhora na expressão da comunicação não verbal quanto uma maior liberdade para a exposição dos sentimentos e conflitos internos, o que se coaduna com a melhora da qualidade de vida dos pacientes.

A arteterapia é uma prática terapêutica difundida mundialmente. A base de seu processo terapêutico são as linguagens artísticas – artes visuais, música, dança, artes cênicas –, sendo variável a aplicação das respectivas técnicas e materiais. A arteterapia pode ser complementada com outras atividades criativas; entre as mais disseminadas estão os exercícios de expressão corporal, a literatura (poesia, contos, mitos, lendas), a escrita criativa, os exercícios de imaginação ativa, a fotografia e a criação de vídeos.

Para se realizar o processo arteterapêutico, no entanto, é preciso reforçar que não há necessidade de que o paciente tenha conhecimento prévio sobre arte ou habilidade artística. É preciso apenas ter disposição para manusear os materiais disponibilizados e criar livremente as produções, sem preocupações estéticas ou com julgamentos por parte do arteterapeuta.

A arteterapia, em razão de seu teor simbólico espontâneo, aplica-se a pessoas de todas as faixas etárias, desde que apresentem alguma condição para elaborar suas produções.

As indicações variam de situações clínicas preventivas ou curativas a aspectos comportamentais. O intuito é sempre despertar o paciente para a autopercepção e promover o desenvolvimento de sua criatividade. É uma jornada pelo autoconhecimento e pelas descobertas sobre si mesmo, resultando em diversos benefícios à saúde do indivíduo.

É importante enfatizar que o processo arteterapêutico é construído por atividades artísticas e práticas criativas, muitas vezes lúdicas e envolventes. Por se tratar de um processo terapêutico profundo, deve ser elaborado pelo profissional arteterapeuta, seguindo-se os trâmites necessários para que o participante vivencie esse processo de acordo com os próprios objetivos, os quais são registrados na anamnese realizada inicialmente.

Para realizar esse trabalho, o profissional arteterapeuta deve ser devidamente qualificado e ter concluído um curso de especialização em Arteterapia, reconhecido obrigatoriamente pelo Ministério da Educação (MEC) e pela União Brasileira de Associações de Arteterapia (Ubaat). O profissional também deve estar registrado como arteterapeuta vinculado à Associação de Arteterapia regional do estado onde exerce sua atividade. Essas são as qualificações técnicas obrigatórias para se obter segurança tanto para exercer a função quanto para garantir a qualidade de atendimento para o paciente.

> **Para saber mais**
>
> Todas as associações filiadas à Ubaat têm *sites* em que se elencam os profissionais associados. Procure e conheça a de seu estado.
>
> Para saber mais sobre a Ubaat, acesse o *link* indicado a seguir:
>
> UBAAT – União Brasileira de Associações de Arteterapia. Disponível em: <https://www.ubaatbrasil.com>. Acesso em: 24 ago. 2022.

Com essa apresentação, damos a você, leitor, as boas-vindas ao mundo saudável e envolvente da arteterapia e o convidamos a conhecê-lo mais detalhadamente nas próximas seções.

1.2 História da arteterapia

A pesquisa histórica revela que a arte e sua aplicabilidade em contextos terapêuticos sempre foram fonte de estudo de diversos profissionais, como artistas plásticos, psicopedagogos, psicólogos e psiquiatras. Isso porque a arte auxilia no crescimento individual, propiciando à pessoa o autoconhecimento (Souza, 2014).

No início do século XIX, o médico alemão Johann Reil foi o pioneiro na utilização de recursos artísticos com finalidades terapêuticas, em busca de curas psiquiátricas, incluindo o uso de desenhos, sons e textos em seus tratamentos. À época, estabeleceu um protocolo terapêutico com o objetivo de desenvolver, por meio das atividades artísticas, uma comunicação com os conteúdos internos dos pacientes psiquiátricos, com vistas a fazê-los expressar/externalizar o que sentiam por meio da arte (Souza, 2014).

Autores como Carvalho e Andrade (citados por Souza, 2014) confirmam o surgimento de pesquisas relacionadas à arte e à psiquiatria no início do século XIX. Em 1876, o médico psiquiatra Max Simon publicou alguns estudos sobre as manifestações artísticas de doentes mentais e classificou algumas patologias segundo essas produções artísticas (Souza, 2014). Outros autores que estudaram e se interessaram pelos efeitos da arte no tratamento de enfermos mentais foram os psiquiatras Lombroso, em 1888; Morselli, em 1894; Júlio Dantas, em 1900; Fursac, em 1906; Ferri, Charcot, Richet e Mohr, em 1906; Prinzhorn, em 1910 e 1922 (Souza, 2014).

No início do século XX, o médico austríaco Sigmund Freud (1856-1939) revolucionou o estudo da mente humana com a criação da psicanálise. A teoria freudiana estabelecia que pessoas que não exteriorizavam seus sentimentos poderiam desenvolver transtornos mentais. Essas pessoas tinham a capacidade de esconder de tal maneira os sentimentos na própria mente que, após algum tempo, esqueciam-se da existência deles. Contudo, esses sentimentos estavam, na verdade, reprimidos no inconsciente e, em algum momento, poderiam ressurgir e gerar consequências negativas. Freud criou uma forma de tratamento para esses casos por meio da **interpretação dos sonhos** e do **método da associação livre**. Neste último, o médico estimulava seus pacientes a falar qualquer coisa que lhes viesse à cabeça, desvendando os sentimentos "reprimidos" (sentimentos que guardavam somente para si mesmos). Dessa forma, o famoso psicanalista promovia a cura de muitas doenças e transtornos mentais (Souza, 2014).

Os principais conceitos da teoria freudiana são: inconsciente, conflito psíquico, recalque, sexualidade infantil e pulsão de morte. Freud também criou a **teoria da sexualidade**, polarizando-a em torno dos traumas sexuais. Seus estudos ainda hoje são fonte de pesquisa e utilizados por diversos profissionais.

Freud escreveu muitos livros, entre os quais estão *A interpretação dos sonhos* (1899), *A psicopatologia da vida cotidiana* (1901), *Totem e tabu* (1913), *O Ego e o Id* (1923) e *O mal-estar na civilização* (1929). Em suas obras, o especialista fez críticas à sociedade com relação à repressão de alguns sentimentos importantes e da sexualidade, gerando um grande escândalo na sociedade da época. Em pouco tempo, as pesquisas de Freud chamaram a atenção de profissionais como Jung, Reich, Rank e outros, que aderiram às ideias do psicanalista (Souza, 2014).

Sabemos que a proposta do "uso curativo da arte" é milenar na história da humanidade. No entanto, a utilização de produções artísticas em consultório surge mais especificamente com os estudos realizados pelo psiquiatra suíço, discípulo do próprio Freud, Carl Gustav Jung (1873-1961), no início do século XX. Jung demonstrou muito interesse pela aplicação de técnicas artísticas em suas pesquisas sobre os arquétipos, os símbolos e as imagens oníricas, no contexto de seus estudos sobre o inconsciente, especialmente por meio das pinturas e dos desenhos em mandalas. Jung utilizava essas atividades como recursos expressivos e facilitadores para a visualização do emergir de conteúdos internos e inconscientes dele mesmo e de seus pacientes (Souza, 2014).

Jung criou a psicologia analítica ou psicologia junguiana. Ele buscou referência nas pesquisas fundamentais de Freud sobre a psicologia da histeria e do sonho. Jung propôs e desenvolveu os conceitos de personalidade, considerando a **individuação** como o processo central do desenvolvimento humano, ou seja, o processo psicológico de integração dos opostos, incluindo o consciente e o inconsciente. Seu trabalho tem sido influente nas áreas de psicologia, psiquiatria, ciências da religião, literatura e campos afins (Souza, 2014).

Entre 1911 e 1912, Jung escreveu e publicou *Metamorfoses e símbolos da libido*. A partir dessa obra, Jung desenvolveu, de modo livre, suas pesquisas e apresentou ideias que culminaram em profundas descobertas a respeito da estrutura da psique. Para Jung, a energia psíquica é criativa e se manifesta por meio das expressões artísticas, que revelam e desvelam símbolos da psique. A utilização da arte como terapia facilitou o reconhecimento desses símbolos (Souza, 2014).

No livro *O homem e seus símbolos*, o psiquiatra explica, de modo claro e objetivo, as manifestações artísticas. Na psique, por exemplo, incluímos todos os pensamentos, sentimentos e comportamentos, tanto os conscientes quanto os inconscientes. Jung utilizou várias técnicas artísticas em suas pesquisas, como desenho, pintura, escultura, mandala, expressões humanas da cultura, da religião e dos mitos, entre outras. As duas linguagens – a expressão artística e a verbal – ocorriam juntas nas sessões analíticas, uma auxiliando, esclarecendo e enriquecendo a outra (Souza, 2014).

Segundo Jung, a criatividade é uma função psíquica natural da mente humana, que estrutura o pensamento e possibilita organizar o caos interior, alcançar o autoconhecimento e compreender a própria atuação no mundo. A Universidade de Oxford, na Inglaterra, concedeu a Jung o título de *Doutor Honoris Causa*. É autor de inúmeras obras, entre as quais destacamos: *O livro vermelho*; *Memórias, sonhos, reflexões*; *O homem e seus símbolos*. A teoria junguiana ainda abrange estudos sobre: consciência, ego, inconsciente pessoal, complexos, energia psíquica e libido, inconsciente coletivo, arquétipos, persona, sombra, individuação (Souza, 2014).

Assim, a arteterapia se estabeleceu como prática terapêutica, sendo atualmente utilizada e reconhecida em diversos países. Em cada localidade, ela vem se expandindo por meio de seus órgãos representativos, mediante o credenciamento de cursos, ou por meio de seu desenvolvimento em âmbito científico, mediante constantes estudos e pesquisas, publicações de livros, artigos, periódicos, congressos nacionais e internacionais e jornadas.

Então, agora, vamos conhecer um pouco sobre a arteterapia no Brasil?

1.3 Arteterapia no Brasil

No início do século XX, o médico psiquiatra Ulysses Pernambucano já utilizava a arte com seus pacientes no Hospital de Alienados, depois nomeado Hospital da Tamarineira, em Recife. Esse foi o segundo hospital psiquiátrico do Brasil. O médico psiquiatra Silvio Aranha de Moura, baseando-se no trabalho de Pernambucano, escreveu, em 1923, a monografia *Manifestações artísticas nos alienados* (Cesar, 1929; Andriolo, 2003).

Em São Paulo, o paraibano Osório Cesar, crítico de arte e médico anatomopatologista, posteriormente em outra especialização, torna-se psiquiatra e, em 1927, participa como membro-fundador da Sociedade Brasileira de Psiquiatria (SBP). Em sua prática e por meio de suas atividades de pesquisa, também desenvolveu a arte como possibilidade nos tratamentos psiquiátricos realizados no Hospital do Juquery, na cidade de Franco da Rocha (São Paulo), e publicou, em 1929, o livro *A expressão artística dos alienados: estudos dos símbolos na arte*, no qual propõe uma forma de se compreender as produções artísticas desses indivíduos. No hospital, foram inauguradas, oficialmente, a Oficina de Pintura, em 1923, e a Escola Livre de Artes Plásticas, em 1949 (Ubaat, 2022b).

Em 1946, a psiquiatra Nise da Silveira, atuando no Centro Psiquiátrico D. Pedro II, situado na cidade do Rio de Janeiro, revoluciona o campo psiquiátrico brasileiro. Por sua coragem e seu profundo e incessante trabalho, ao assumir uma visão humanizada dos internos, modificou, sobretudo, o que diz respeito à relação entre médico e paciente. Nise abriu os caminhos da expressão, da criatividade, com diferentes materiais de trabalho, ao oferecer aos internos diversos ateliês, promovendo o acesso às imagens vindas do inconsciente. A psiquiatra dava grande importância tanto ao processo criativo quanto ao simbolismo das produções, com especial interesse nos efeitos das obras sobre os doentes, inaugurando, assim, a psiquiatria interpretativa.

Em 1952, Nise da Silveira fundou o Museu de Imagens do Inconsciente, espaço multidisciplinar, centro de estudos e pesquisas. Em 1956, inaugurou a Casa das Palmeiras, destinada ao acompanhamento e tratamento dos deficientes em regime de externato. A partir dos anos 1960, surgiram os primeiros cursos de Arteterapia, e sua prática, para além da psiquiatria, tornou-se mais frequente. Dessa forma, Nise da Silveira é considerada a grande percursora da arteterapia no Brasil.

A primeira associação de arteterapeutas do Brasil surgiu em 1999 e, em 2006, criou-se a Ubaat, que tem como objetivo reconhecer e normatizar a profissão, havendo associações regionais nos seguintes estados: Rio Grande do Sul, Paraná, Santa Catarina, São Paulo, Rio de Janeiro, Espírito Santo, Goiás, Minas Gerais, Paraíba, Rio Grande do Norte, Bahia, Maranhão e Pernambuco (Maciel; Carneiro, 2012).

A Ubaat foi fundada para assegurar a qualidade dos profissionais arteterapeutas, bem como a prática e a docência da arteterapia. Com essa preocupação e o intuito de garantir uma gestão coletiva, democrática e representativa, a organização e a gestão da

Ubaat são realizadas por um conselho diretor, constituído pelos representantes dos estados participantes. A Ubaat implementa seus objetivos por uma diretoria executiva e grupos de trabalho formados por representantes das diferentes associações regionais. O Paraná tem sua representação pela Associação Paranaense de Arteterapia (Apat). Atualmente, a arteterapia integra o grupo das 29 Práticas Integrativas Complementares em Saúde (Pics) reconhecidas pelo Ministério da Saúde, por meio da Portaria n. 849, de 27 de março de 2017 (Brasil, 2017a).

> **Para saber mais**
>
> Conheça o Código de Ética dos Arteterapeutas, aprovado pela Ubaat, indicado no *link* a seguir:
>
> UBAAT – União Brasileira de Associações de Arteterapia. **Código de Ética dos Arteterapeutas**. Disponível em: <https://www.ubaatbrasil.com/_files/ugd/f2bb16_831a7c69c28e481e8a1f0a5e75f4c808.pdf>. Acesso em: 24 ago. 2022.

1.3.1 Inserção da arteterapia como prática integrativa complementar no Brasil

Com a edição da Portaria n. 849/2017, a arteterapia, assim como outras terapias, passa a ter diretrizes para formação, implantação e pesquisa no âmbito da Política Nacional de Práticas Integrativas e Complementares (PNPIC). A portaria compreende as seguintes atividades: *ayurveda* (terapia milenar indiana), biodança, dança circular, meditação, musicoterapia, naturopatia, osteopatia, quiropraxia, reflexoterapia, *reiki* (técnica japonesa utilizada pelo toque ou imposição das mãos), *shantala* (técnica indiana de massagem para bebês), terapia comunitária integrativa e *yoga*.

Aprovada em 2006, a PNPIC é considerada base de referência para os municípios e estados brasileiros elaborarem novas políticas e/ou regulamentações direcionadas aos serviços de Pics na rede pública de saúde local por meio de normas, portarias e leis.

Segundo o Conselho Federal de Fisioterapia e Terapia Ocupacional (Coffito),

> A procura pelas práticas integrativas tem aumentado devido ao maior reconhecimento da eficácia terapêutica pelas evidências científicas e, também, pela efetividade pragmática verificável pelos beneficiados. Além disso, há crescente número de profissionais capacitados e habilitados e maior valorização dos conhecimentos tradicionais de onde se originam grande parte destas práticas. Esse movimento tem recebido apoio da Organização Mundial da Saúde que incentiva os países a inserir alternativas ao cuidado à saúde. (Coffito, 2017)

Assim, o Coffito define a arteterapia como uma atividade da PNPIC:

> Uma atividade milenar, a arteterapia é um procedimento terapêutico que funciona como um recurso que busca interligar os universos interno e externo de um indivíduo, por meio da sua simbologia. É uma arte livre, conectada a um processo terapêutico, transformando-se numa técnica especial, não meramente artística. É uma forma de usar a arte como uma forma de comunicação entre o profissional e um paciente, assim como um processo terapêutico individual ou de grupo buscando uma produção artística a favor da saúde. (Coffito, 2017)

A seguir, você vai descobrir a importância da arteterapia na saúde e na prevenção de doenças, conhecendo um pouco mais sobre como se realiza o processo arteterapêutico.

1.4 Objetivos da arteterapia

A arteterapia insere-se no campo do conhecimento transdisciplinar, tendo como objetivo utilizar-se de uma abordagem terapêutica baseada nas etapas do processo e do fazer criativo. Portanto, ela visa promover e recuperar a saúde do indivíduo, priorizando a comunicação não verbal de sentimentos e conflitos. De acordo com a Secretaria de Atenção Primária à Saúde do Sistema Único de Saúde (SUS),

> Uma atividade milenar, a arteterapia é prática expressiva artística, visual, que atua como elemento terapêutico na análise do consciente e do inconsciente e busca interligar os universos interno e externo do indivíduo, por meio da sua simbologia, favorecendo a saúde física e mental. Arte livre conectada a um processo terapêutico, transformando-se numa técnica especial, não meramente artística, que pode ser explorada com fim em si mesma (foco no processo criativo, no fazer) ou na análise/investigação de sua simbologia (arte como recurso terapêutico). Utiliza instrumentos como pintura, colagem, modelagem, poesia, dança, fotografia, tecelagem, expressão corporal, teatro, sons, músicas ou criação de personagens, usando a arte como uma forma de comunicação entre profissional e paciente, em processo terapêutico individual ou de grupo, numa produção artística a favor da saúde. (Brasil, 2022d)

Segundo a arteterapeuta Ana Cláudia Valladares Torres (2015, p. 21), "As modalidades expressivas são infinitas e de efeitos bem variados". A arteterapia atua na promoção da saúde, com a destinação de um tempo do indivíduo para si, favorecendo o autoconhecimento e a percepção do mundo externo, pois, além de permitir a liberdade de expressão, também sustenta a autonomia criativa do sujeito, amplia seu conhecimento sobre o mundo e propicia seu desenvolvimento emocional e social.

1.5 Profissional arteterapeuta

O profissional arteterapeuta é quem realiza e conclui a especialização em Arteterapia, em cursos obrigatoriamente reconhecidos pelo MEC e credenciados pela Ubaat, órgão máximo da representação da arteterapia no Brasil.

1.5.1 Formação profissional do arteterapeuta

A formação profissional do arteterapeuta é realizada em cursos reconhecidos pelo MEC e credenciados pela Ubaat, contemplando a carga horária mínima de disciplinas obrigatórias, além de horas de estágio supervisionado. De acordo com as normas publicadas pela Ubaat,

> Para ser um arteterapeuta, é necessária uma formação específica, uma vez que a disciplina fica na interface entre a arte e a terapia. Portanto, é fundamental aprofundamento e treinamento prático nessas áreas. Para que o profissional seja reconhecido como arteterapeuta pela associação do estado em que reside, é necessário que curse uma formação ou especialização que possua o currículo mínimo e a carga horária mínima estabelecida pela União Brasileira de Arteterapia. (Ubaat, 2022b)

1.5.2 Atuação do arteterapeuta no processo arteterapêutico

A atuação do profissional arteterapeuta no processo arteterapêutico é de fundamental importância, pois ele realiza a tarefa de ser o interlocutor entre o cliente/participante e o viés terapêutico, por meio da escolha acertada das técnicas e dos materiais necessários para atingir o objetivo buscado na anamnese.

Para tanto, é preciso que haja um constante trabalho de observação, empatia, estudo e pesquisa do arteterapeuta com relação a suas percepções sobre o cliente e ao desenvolvimento do processo arteterapêutico em andamento.

1.6 Acompanhamento arteterapêutico

A arte naturalmente tem teor terapêutico. No entanto, com base em estudos e em experiências mais aprofundadas no âmbito científico, percebeu-se uma condição apropriada para sua utilização nas questões curativas. Assim, surgiu a aplicação da arte com viés terapêutico por meio de um processo terapêutico específico, que foi denominado *arteterapia*.

O processo arteterapêutico é construído pelo arteterapeuta com base nas informações e nos objetivos declarados pelo indivíduo participante ou por seus familiares. As sessões podem ser realizadas semanal ou quinzenalmente, dependendo da situação apresentada.

É um processo específico, que diferencia o uso da arte de outros usos mais comuns, como a arte para recreação, aulas ou oficinas de arte ou artesanato.

1.6.1 Etapas das sessões arteterapêuticas

As sessões arteterapêuticas são divididas em três etapas: (1) relaxamento; (2) fazer criativo; e (3) fechamento. O tempo de duração de cada sessão pode variar entre uma hora e uma hora e meia, dependendo da necessidade observada pelo profissional arteterapeuta. Por se tratar de sessões que envolvem um processo terapêutico, deve-se respeitar o tempo determinado, lembrando que cada etapa é criteriosamente organizada pelo arteterapeuta com vistas a atingir os objetivos de cada sessão.

A primeira etapa, o **relaxamento**, é o momento em que o cliente é convidado pelo arteterapeuta a relaxar e a se conectar consigo mesmo, possibilitando uma sensação de tranquilidade e bem-estar. É uma preparação para o início das práticas que virão na segunda etapa, o fazer criativo.

Na etapa de relaxamento, podem ser utilizadas inúmeras técnicas, como respiração, movimentos corporais, narrativas de contos, mitos e lendas, imaginação ativa e muitas outras, conforme a proposta da sessão.

A segunda etapa, o **fazer criativo**, é aquela em que o participante tem contato com o(s) material(is) escolhido(s) para seu manuseio e criação no decurso da sessão. Nesse momento, concretiza-se a criação simbólica que possibilitará a observação, pelo cliente, de seus conteúdos internos, que se externalizarão em sua produção artística criativa. Essa produção também servirá ao arteterapeuta como material de estudo e pesquisa, colaborando para o desenvolvimento da construção do processo arteterapêutico.

A terceira e última etapa, o **fechamento**, ocorre quando o cliente, ao finalizar sua produção artística, é convidado pelo arteterapeuta a observar sua obra e a refletir sobre sua trajetória criativa até chegar ao resultado exposto. É nesse momento que muitas impressões, até então desconhecidas, podem surgir na forma de consciência, ampliando a autopercepção e a criatividade do participante. Fica a critério do cliente comentar ou não as próprias percepções, uma vez que não se exige verbalização no decorrer do processo.

1.6.2 Anamnese e objetivos do processo arteterapêutico

A anamnese consiste na escuta do profissional sobre as demandas do cliente, quanto aos objetivos ou queixas que o motivaram a buscar o acompanhamento arteterapêutico; além disso, proporciona a formação do vínculo entre participante e arteterapeuta.

Essa sessão é constituída por momentos de trocas de informações e apresentações, tanto do cliente quanto do profissional arteterapeuta. Este último, com base na coleta dessas informações, conduzirá o acompanhamento, a metodologia das sessões e a definição dos aspectos referentes à construção do processo terapêutico que será desenvolvido.

Os objetivos que comporão a construção do processo arteterapêutico são os anteriormente apresentados pelo indivíduo na sessão de anamnese. Tais objetivos, por sua vez, devem ser cuidadosamente elencados e organizados pelo profissional arteterapeuta em uma sequência adaptada apropriadamente, que envolve materiais e técnicas artísticas a serem trabalhados pelo indivíduo a cada sessão, observando-se e respeitando-se sempre o tempo de absorção e a reação do cliente.

1.6.3 *Setting* arteterapêutico

Setting é o termo mais utilizado para descrever o local onde se realiza o acompanhamento arteterapêutico, pois este se compõe de especificidades que vão além de um espaço de fazer arte. Nele devem estar organizados os materiais artísticos e demais recursos apropriados para a composição das atividades práticas das sessões.

Contudo, nem sempre é possível estabelecer um local único e específico como um *setting*. Em algumas situações, é preciso fazer adaptações de recursos físicos e materiais para realizar as sessões. Para tanto, o profissional arteterapeuta é treinado para justamente utilizar seu potencial criativo e empreendedor a fim de atingir suas propostas nas sessões.

O grande objetivo da montagem de um *setting* é fazer desse local um ambiente que ofereça acolhimento e bem-estar ao cliente, facilitando-lhe uma abertura para produzir com prazer e liberdade, de modo a evitar preocupações com relação ao uso dos materiais e do espaço para poder realizar suas produções artísticas.

Além disso, é importante lembrar que as atividades propostas no decorrer de um processo arteterapêutico abrangem exercícios cênicos e corporais, bem como técnicas que envolvem música e dança, o que exige um espaço adequado para a realização de tais práticas.

1.6.4 Técnicas e materiais em arteterapia

A base da aplicação da arteterapia está na linguagem plástica visual, mas as demais linguagens artísticas também são utilizadas, assim como os recursos artísticos que cada uma oferece com grande variedade.

Tanto as técnicas quanto os materiais artísticos oferecidos ao participante a cada sessão não requerem habilidade ou conhecimento prévio para serem experimentados pelo cliente. Esses materiais são diversificados e compõem diversas técnicas artísticas expressivas, entre elas: modelagem em argila, papel machê ou *biscuit* (porcelana fria); tear com lã; construção com sucatas; desenho com lápis de cor, giz pastel seco e oleoso, giz de cera, carvão, caneta hidrocor; recorte e colagem com revistas, papéis, areia e pedras coloridas; pintura com diversas tintas e cola colorida.

As técnicas também sugerem variar as superfícies usadas para as produções, como diferentes tipos de papéis, pedras, madeira, plástico, papelão, concreto celular, gesso, entre muitas outras possibilidades.

As técnicas e os materiais assumem um teor terapêutico de acordo com suas propriedades e seu uso adequado à situação apresentada. Há uma gigantesca gama de opções de materiais que se diversificam em outras inúmeras técnicas, os quais, em um conjunto harmonizado, promovem os resultados almejados inicialmente. Conforme Philippini (2009, p. 18),

> combinar estas estratégias e complementá-las com outras, advindas de outras áreas de criação, além das Artes plásticas, é atividade complexa, que é auxiliada por observação intuitiva, mas é também exercício teórico e técnico, resultante do estudo e do conhecimento da natureza harmonizadora e organizadora do fazer artístico, e de suas propriedades terapêuticas específicas inerentes a cada materialidade e a cada linguagem plástica.

Na verdade, no mundo das possibilidades artísticas e da criatividade, as combinações de técnicas e materiais são imensas, cabendo muitas vezes ao próprio profissional arteterapeuta "descobrir" ou, até mesmo, criar propostas de manuseio, de forma a promover diferentes resultados artísticos.

1.7 Indicações para a prática da arteterapia

Na dimensão terapêutica da arteterapia, a integração entre o ato de criar e a construção de um processo terapêutico específico, tendo como base os objetivos apresentados pelo cliente, compõe o conjunto de procedimentos necessários ao profissional arteterapeuta para que este desenvolva o percurso curativo ou preventivo; de recuperação ou reabilitação da saúde; ou a experiência de autoconhecimento – inicialmente objetivados no acompanhamento.

A arteterapia, como prática terapêutica, é indicada para o **público** de todas as idades, podendo ser realizada em sessões individuais ou em grupo. Cabe ao arteterapeuta avaliar a condição adequada do(s) participante(s) para o manuseio da técnica e os materiais necessários ao cliente no decorrer do processo de acompanhamento.

O **momento** para se iniciar o processo arteterapêutico é estabelecido pelo próprio cliente ou familiar responsável, especialmente no caso de crianças ou pessoas que se encontrem em situações/condições especiais para fazer essa escolha.

1.7.1 Arteterapia e autoconhecimento

Quando liberamos nossa condição criadora expressiva, libertamos nas produções artísticas imagens carregadas de símbolos, os quais são importantes representações internas do ser. Segundo Pain e Jarreau (1996, p. 72), "Quanto maior for o domínio da multiplicidade de códigos, mais facilmente o arteterapeuta descobrirá os valores (luz, cor, contraste etc.) com os quais o sujeito trabalha, e poderá ajudá-lo a enriquecer sua linguagem plástica e sua capacidade de simbolização".

A cada produção, o indivíduo é convidado a ver e perceber a obra que realizou, proporcionando a ele mesmo uma experiência única e individual sobre aquilo que produziu. Isso o estimula a vivenciar sentimentos e emoções, gerando abertura criativa e perceptiva para novas possibilidades que emergem dos símbolos contidos nas produções.

1.7.2 Arteterapia e desenvolvimento da criatividade

A dimensão artística permite a ampliação da comunicação simbólica e/ou expressiva em suas diferentes linguagens – corporal, plástica, literária –, abrangendo o universo da expressão criativa inerente a todo ser humano.

As possibilidades oferecidas pelo uso da arte em arteterapia são realizadas de modo livre e sem preocupações estéticas, julgamentos ou parâmetros pedagógicos. Isso propicia liberdade no fazer criativo, impulsionando o exercício sensível, de autopercepção e de observação pelo participante.

Como explica Ostrower (1978, p. 9), "criar é basicamente formar. É poder dar forma a algo novo. O ato criador abrange a capacidade de compreender, e esta, por sua vez, a de relacionar, ordenar, configurar, significar". Essa é a premissa da arteterapia com relação ao desenvolvimento do potencial criativo. O estímulo para criar livremente a cada sessão, variando o manuseio de materiais e técnicas, além da experimentação e de exercícios de novas possibilidades de expressões artísticas, motiva a ampliação para novas ideias no decorrer das produções.

De acordo com Pain (2009, p. 39), "a ausência de determinismo na arte é muito útil aos objetivos terapêuticos. A obra sendo criada não percorre um caminho retilíneo traçado previamente". De modo simples e prazeroso, o participante se percebe envolvido em uma atmosfera de cores, formas, sensações e sentimentos que, juntos, constroem a grande experiência única de se vivenciar um processo arteterapêutico.

Para saber mais

Para ampliar seus conhecimentos sobre os assuntos abordados neste capítulo, consulte os livros sugeridos a seguir:

JUNG, C. G. **O homem e seus símbolos**. Rio de Janeiro: Nova Fronteira, 1964.

MACIEL, C.; CARNEIRO, C. (Org). **Diálogos criativos entre a arteterapia e a psicologia junguiana**. Rio de Janeiro: Wak, 2012.

OSTROWER, F. **Criatividade e processos de criação**. Petrópolis: Vozes, 1978.

PAIN, S.; JARREAU, G. **Teoria e técnica da arteterapia**: a compreensão do sujeito. Porto Alegre: Artes Médicas, 1996.

SOUZA, O. R. **Longevidade com criatividade**: arteterapia com idosos. 2. ed. Edição do autor. Belo Horizonte: [s.n.], 2014.

Síntese

Vamos, agora, recordar alguns pontos abordados neste capítulo sobre a arteterapia.

A arteterapia, como o próprio termo sugere, une as dimensões da arte e da saúde, com o objetivo de potencializar a experimentação da criatividade e do autoconhecimento do indivíduo. Esse processo terapêutico proporciona tanto uma melhora na expressão da comunicação não verbal quanto uma exposição mais livre de sentimentos e conflitos internos, o que se coaduna com a melhora da qualidade de vida dos pacientes.

A arteterapia é uma prática terapêutica difundida mundialmente. A base de seu processo terapêutico são as linguagens artísticas – artes visuais, música, dança, artes cênicas –, sendo variável a aplicação das respectivas técnicas e materiais. A arteterapia pode ser complementada com outras atividades criativas; entre as mais difundidas estão os exercícios de expressão corporal, a literatura (poesia, contos, mitos, lendas), a escrita criativa, os exercícios de imaginação ativa, a fotografia e a criação de vídeos. Para se realizar o processo arteterapêutico, no entanto, é preciso reforçar que não há necessidade de que o paciente tenha conhecimento prévio sobre arte ou habilidade artística.

Com a edição da Portaria n. 849/2017, a arteterapia, assim como outras terapias, passou a ter diretrizes para formação, implantação e pesquisa no âmbito da PNPIC.

O profissional arteterapeuta deve ser devidamente qualificado e ter concluído o curso de especialização em Arteterapia, reconhecido obrigatoriamente pelo MEC e pela Ubaat. O profissional também deve estar registrado como arteterapeuta vinculado à Associação de Arteterapia regional do estado onde exerce sua atividade.

A atuação do profissional arteterapeuta no processo arteterapêutico é de fundamental importância, pois ele realiza a tarefa de ser o interlocutor entre o cliente/participante e o viés terapêutico. O processo arteterapêutico é construído pelo arteterapeuta com base nas informações e nos objetivos declarados pelo participante ou por seus familiares.

As sessões arteterapêuticas em sua prática são divididas em três etapas: (1) relaxamento; (2) fazer criativo; e (3) fechamento. O local indicado para se realizar a prática da arteterapia é o *setting* – termo mais utilizado para descrever o local onde se faz o acompanhamento arteterapêutico, pois este se compõe de especificidades que vão além de um espaço de fazer arte. Nele devem estar organizados os materiais artísticos e demais recursos apropriados para a composição das atividades práticas das sessões. Cabe ao profissional manter esse espaço com os materiais necessários e a devida organização.

A dimensão artística possibilita a ampliação da comunicação simbólica e/ou expressiva em suas diferentes linguagens – corporal, plástica, literária –, abrangendo o universo da expressão criativa inerente a todo ser humano. A arteterapia como prática terapêutica é indicada para públicos de todas as idades, podendo ser realizada em sessões individuais ou em grupo.

A possibilidade de exercitar o autoconhecimento por meio da liberdade de criação e de expressão de sentimentos, ampliando a percepção do indivíduo sobre si, favorece que sejam alcançados os objetivos de equilíbrio e saúde, auxiliando também no processo de prevenção. Essa é a premissa da arteterapia com relação ao desenvolvimento do potencial criativo e da integralidade do indivíduo.

Com essas informações sobre arteterapia, esperamos que você tenha expandido seu conhecimento a respeito dessa prática integrativa complementar tão eficaz em seus resultados clínicos quanto envolvente e encantadora em seu processo terapêutico.

Questões para revisão

1. Leia as assertivas a seguir e assinale a alternativa correta:
   a) Atualmente, a arteterapia integra o grupo da chamada PNPIC, considerando-se a edição da Portaria n. 849/2017.
   b) Atualmente, a arteterapia integra o grupo da chamada PNPIC, considerando-se a edição da Portaria n. 849/2020.
   c) A arteterapia não é indicada para públicos de diferentes idades.
   d) A dimensão artística impede a ampliação da comunicação simbólica.
   e) Nenhuma das alternativas anteriores está correta.

2. Leia as assertivas a seguir e assinale a alternativa correta:
   a) Os fundamentos teóricos e práticos da arteterapia não são multidisciplinares, multiculturais e transdisciplinares.
   b) Os fundamentos teóricos e práticos da arteterapia são multidisciplinares, multiculturais e transdisciplinares.
   c) Os fundamentos da arteterapia não são teóricos nem práticos.
   d) A arteterapia não tem fundamentos.
   e) Nenhuma das alternativas anteriores está correta.

3. Leia as assertivas a seguir e assinale a alternativa correta:
   a) As sessões arteterapêuticas são realizadas em três etapas: relaxamento, fazer criativo e fechamento.
   b) As sessões arteterapêuticas são realizadas em duas etapas: relaxamento e fazer criativo.

c) As sessões arteterapêuticas não são realizadas em etapas.
d) Nenhuma das alternativas anteriores está correta.

4. Indique o nome de dois autores que são referências em publicações sobre arteterapia no Brasil e foram indicados neste capítulo.

5. Na seção sobre a história da arteterapia no Brasil, foram abordados aspectos sobre a prática psiquiátrica na saúde mental no início do século XX. Indique o nome da psiquiatra conhecida como "a psiquiatra rebelde", que, à época, fez uma integração entre arte e psicologia no contexto terapêutico.

Questões para reflexão

1. Qual é sua opinião sobre a importância de o aluno que esteja cursando Arteterapia ou o profissional arteterapeuta realizar um processo arteterapêutico em si próprio?

2. A anamnese é considerada um momento relevante para a construção do processo arteterapêutico. Até que ponto a criação de vínculo auxilia no desenvolvimento harmonioso de um processo arteterapêutico entre o profissional arteterapeuta e o cliente?

3. Depois de realizar a leitura do Código de Ética do Arteterapeuta (Ubaat, 2022c), reflita sobre a importância dessas diretrizes para a prática responsável da arteterapia.

4. Por que é importante contratar um profissional arteterapeuta credenciado pela Associação de Arteterapia do estado em que ele atua?

5. Como você percebe a importância da arteterapia como integrante das Pics no Brasil?

Capítulo 2
Musicoterapia

Paulo Alexandre Monteiro

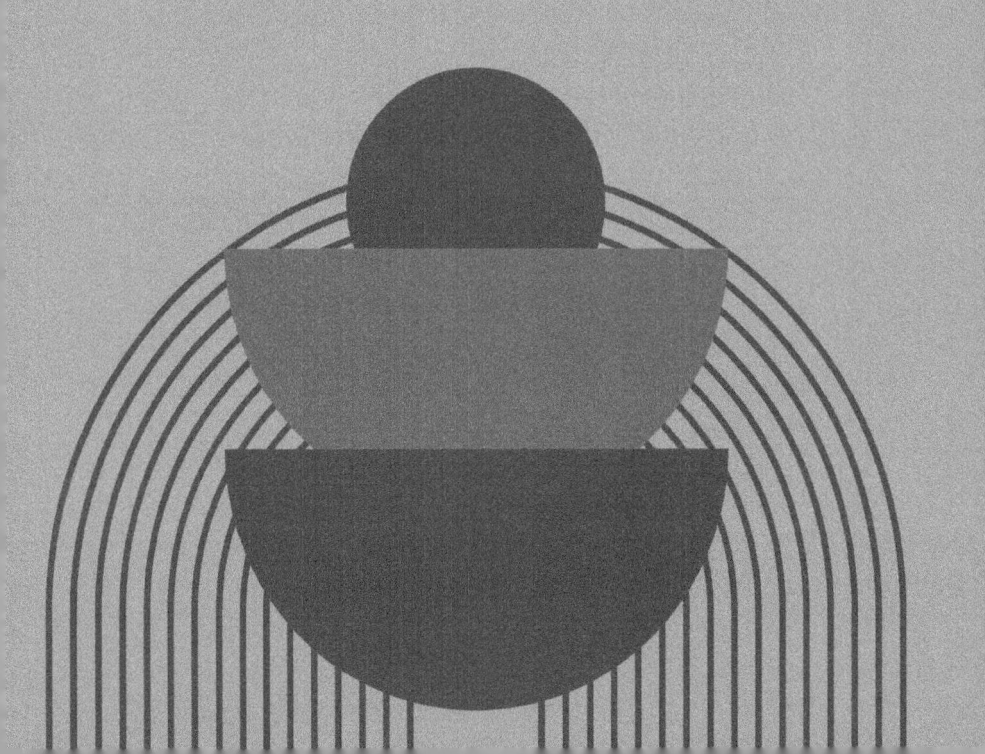

Conteúdos do capítulo:

- História da musicoterapia.
- Conceitos básicos de música em musicoterapia.
- Experiências musicais.
- Modelos e abordagens da musicoterapia.
- Processo musicoterapêutico.

Após o estudo deste capítulo, você será capaz de:

1. traçar um panorama histórico da musicoterapia;
2. elencar os agentes essenciais para que a musicoterapia aconteça;
3. diferenciar os tipos de experiências musicais usadas na musicoterapia;
4. compreender os modelos reconhecidos pela comunidade internacional;
5. identificar os tipos de práticas em musicoterapia;
6. entender as etapas do processo musicoterapêutico.

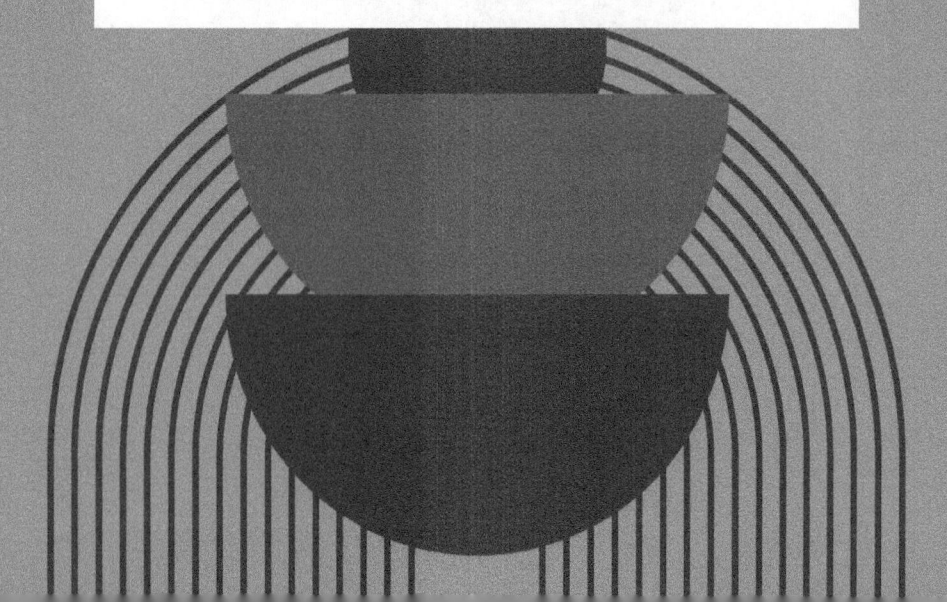

Qual foi a primeira música que você ouviu na vida? O que os povos ancestrais desenvolveram primeiro: a música ou a medicina? O som das baleias pode ser considerado música? Como uma pessoa com Alzheimer se lembra das letras de canções quando as ouve? Se fosse possível gravar os sons intrauterinos, haveria benefícios se fossem reproduzidos e ouvidos por bebês nascidos prematuros? E se alguém, já adulto, ouvisse esses sons, o que essa experiência sonora causaria? É possível controlar comportamentos indesejáveis por meio de estímulos musicais? Quantos minutos de música relaxante equivalem a 500 mg de paracetamol? Consegue imaginar algum tipo de celebração humana sem música? É necessário ser músico para ser musicoterapeuta? Uma sinfonia de Bach é mais terapêutica do que a cantiga *Alecrim dourado*?

Começamos este capítulo com questionamentos no mínimo peculiares. Não desanime caso não encontre as respostas específicas para cada um deles neste capítulo, pois esse não é nosso objetivo. O intuito é apenas ampliar os horizontes de seu pensamento sobre a musicoterapia e desconstruir qualquer imagem limitada que se faça dela.

Além disso, queremos conectar o texto com você, leitor, pelo viés da curiosidade. Poderíamos ter iniciado nossas reflexões com a exposição de conceitos ou uma contextualização histórica, mas imaginamos que sua atenção seria colocada em outro estado ao deparar-se com questões nas quais você talvez nunca tivesse pensado antes. Fique tranquilo, o conteúdo com embasamento teórico virá. Neste momento, permita-se levar por essas linhas menos ortodoxas. E, aproveitando esse clima, fazemos um convite. Antes de abordarmos a musicoterapia em si, que tal conectar-se com o elemento básico que a difere das outras formas de terapia? Pare um pouco sua leitura e ouça uma música. Pode ser alguma do arquivo de seu computador, de seu aplicativo preferido ou, para os privilegiados, de algum CD ou vinil de seu acervo. Conhecida ou nova, só instrumental ou com letra, não importa. Apenas ouça, ou melhor, viva a experiência que ela propicia.

Como foi? Trouxe memórias, provocou calma ou agitação, deu vontade de dançar, chorou ou sorriu? Independentemente do que aconteceu, começamos a experimentar o componente básico dessa ciência: a utilização da música e seus elementos. Agora, imagine isso feito de maneira mais consciente, orientado por um profissional que conhece seu paciente e suas questões, os potenciais e as variadas formas de manifestação da música, em um ambiente adequado e com objetivos específicos. Que efeitos isso causaria e quais benefícios poderiam ser alcançados? Esse é o caminho que pretendemos percorrer neste capítulo, mesclando embasamento teórico e exemplos práticos.

2.1 **Panorama histórico**

Jorge Drexler (2017), em sua composição *Bailar en la cueva*, frisa: "*Ya hacíamos música muchísimo antes de conocer la agricultura*"[1]. Sim, é verdade, e é muito provável que, desde o tempo das cavernas, já nos aventurávamos a musicar. Os primeiros artefatos musicais datam de 60 a 70 mil anos atrás, enquanto a agricultura é praticada há pouco mais de 10 mil anos. Isso demonstra como a música foi considerada essencial nos primórdios da humanidade. Na Antiguidade, os povos atribuíram a ela um valor místico, mágico, sobrenatural. Em termos de saúde, as enfermidades eram associadas a questões espirituais e, da mesma forma, relacionadas a

---

1 "Já fazíamos música muitíssimo antes de conhecer a agricultura" (Drexler, 2017, faixa 1, tradução nossa).

esse lado místico. Consequentemente, a união entre música e cura se estabeleceu. Tal relação se manteve em diferentes momentos de nossa história.

Os primeiros registros do efeito da música sobre o corpo humano estão nos papiros de Kahun – um compilado de orientações médicas do Antigo Egito –, descobertos pelo antropólogo inglês Flinders Petrie em 1899 (Smith, 2015).

Os efeitos benéficos da música aparecem na Bíblia, no livro de Samuel, capítulo 16, versículo 23: "E sempre que o espírito mau de Deus acometia o rei, Davi tomava a harpa e tocava. Saul acalmava-se, sentia-se aliviado e o espírito mau o deixava" (Bíblia. Samuel, 1980).

Na mitologia grega, a música é designada a Apolo, que era relacionado, afora as artes, com as doenças e suas curas. Para além do cunho mitológico, na Grécia Antiga, a música foi reconhecida por Hipócrates, considerado o pai da medicina, pelo seu valor em benefício da saúde. Platão, em um de seus ensaios filosóficos, afirmava que a música não foi dada ao homem com o objetivo de afagar seus sentidos, senão para acalmar os transtornos de sua alma (Smith, 2015).

Na Idade Média, tratavam-se pessoas histéricas com flautas, tambores e oboés tocados em compasso acelerado, motivando que os doentes dançassem até atingirem um nível de cansaço que acalmava sua histeria (Smith, 2015).

Com o advento do Renascimento, ampliou-se o interesse dos efeitos da música na saúde com experimentos e teses que iam desde a mudança dos padrões mentais das pessoas melancólicas até a influência positiva nas enfermidades do fígado (Smith, 2015).

Citamos até aqui apenas os povos ditos *civilizados*, logicamente por contarem com registros históricos que nos permitiram a verificação de tais fatos. Entretanto, não podemos ignorar que a musicoterapia, sem ser descrita como tal, foi e ainda é "uma prática próspera em incontáveis sociedades tribais e não tecnológicas na Ásia, África, América, Oceania e Europa" (Moreno, 1988, p. 271, tradução nossa). Nelas, o xamã atua como um terapeuta holístico que utiliza as artes – entre elas, a música – na cura dos doentes.

Contudo, somente no século XX podemos considerar que a musicoterapia tomou seu espaço como área específica do conhecimento. Reconhece-se a figura de Dalcroze como um dos precursores da musicoterapia como tal. Sua área era a educação musical, mas sua prática rompia com os padrões rígidos das escolas tradicionais e concentrava-se em cada indivíduo. Ele afirmava que a música desempenha um papel importante na educação, pois responde aos desejos mais diversos do homem, sendo o estudo da música a possibilidade de estudo de si mesmo. Seus discípulos ofereceram os primeiros cursos de música para crianças com algum tipo de deficiência (Benenzon, 1985).

Na década de 1940, dois acontecimentos importantes marcaram o início da musicoterapia moderna. Um deles foi o desenvolvimento de um programa em que se utilizava música na recuperação de militares hospitalizados na Segunda Guerra Mundial. O outro foi a criação do primeiro curso universitário de Musicoterapia na Universidade de Michigan (Benenzon, 1985).

Posteriormente, surgiram, então, cursos específicos em diferentes países, principalmente da Europa. Associações começaram a se organizar e desenvolver estudos direcionados e encontros regionais, até que, em 1974, realizou-se o I Congresso Mundial de Musicoterapia, em Paris.

Esse movimento promoveu o diálogo da musicoterapia com diferentes abordagens da psicologia e variados campos da medicina, como a neurologia e a fisiologia. Gradualmente, a musicoterapia foi traçando seu embasamento teórico e científico, ao mesmo tempo que aperfeiçoava suas práticas e seus métodos, estabelecendo-se, assim, como área independente do saber humano.

No Brasil, o primeiro curso de especialização em Musicoterapia foi implantado no Paraná, na antiga Faculdade de Educação Musical do Paraná (Femp), em 1970. Em 1972, o Conservatório Brasileiro de Música abriu o primeiro curso de graduação em Musicoterapia, no Rio de Janeiro. Desde 1995, a União Brasileira das Associações de Musicoterapia (Ubam) é o órgão de referência no país, desempenhando um papel importantíssimo na organização e na regulação da musicoterapia em âmbito nacional (Ubam, 2022).

Consultando a legislação

Em 2017, o Ministério da Saúde, por meio da Portaria n. 145, de 11 de janeiro de 2017 (Brasil, 2017b), ampliou os procedimentos oferecidos pela Política Nacional de Práticas Integrativas e Complementares (PNPIC) no Sistema Único de Saúde (SUS), entre os quais está a musicoterapia.

BRASIL. Ministério da Saúde. Secretaria de Atenção à Saúde. Portaria n. 145, de 11 de janeiro de 2017. **Diário Oficial da União**, Brasília, DF, 13 jan. 2017. Disponível em: <https://www.in.gov.br/materia/-/asset_publisher/Kujrw0TZC2Mb/content/id/20581305/do1-2017-01-13-portaria-n-145-de-11-de-janeiro-de-2017-20581242>. Acesso em: 24 ago. 2022.

2.2 Conceitos básicos

Kenneth Bruscia (2000), um dos principais pensadores da musicoterapia na atualidade, buscou, na década de 1980, estabelecer uma definição dessa prática e teve uma ideia inusitada. Decidiu escrever para as 60 associações de musicoterapeutas existentes na época pelo mundo pedindo que comunicassem a definição oficial que utilizavam. As respostas foram as mais variadas possíveis. Cada associação parecia ter as próprias ideias sobre quem eles eram na condição de musicoterapeutas. Com base nesse exemplo, podemos ter uma ideia do quão complexo é responder à pergunta "O que é musicoterapia?".

Diante disso, acreditamos que a melhor forma de jogar luz sobre essa questão é ir apresentando pouco a pouco conceitos e exemplos que ilustram o que é a musicoterapia, para que, no decorrer do texto, você, leitor, vá formando uma imagem dela. Assim, quando as definições mais utilizadas na atualidade forem expostas, cada termo fará sentido e a definição em si não será apenas um conjunto de palavras organizadas.

Primeiramente, gostaríamos de esclarecer que a musicoterapia acontece a partir de um encontro – um encontro tríplice entre musicoterapeuta, cliente e música, representado artisticamente na Figura 2.1, a seguir.

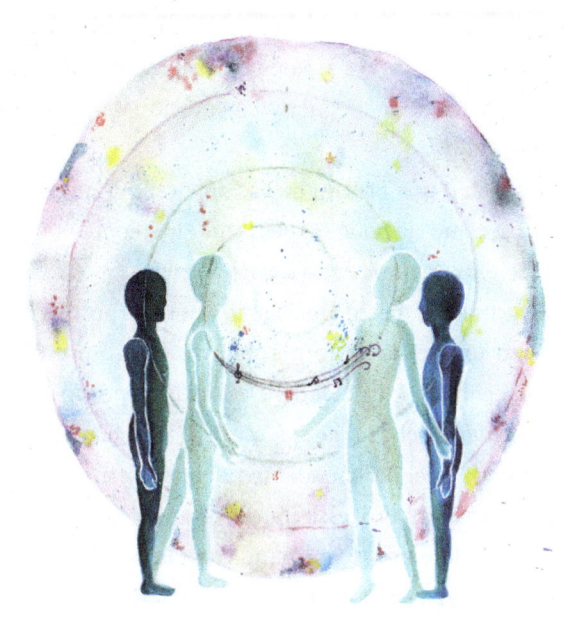

Figura 2.1 – *Musicoterapia, um encontro*, de Sabrina Bublitz

2.2.1 **Cliente**

Cliente e *paciente* são os termos utilizados para fazer referência à pessoa que passa por algum tipo de tratamento relacionado à sua saúde. Na musicoterapia, o termo *cliente* é o mais empregado. Alguns musicoterapeutas não gostam dessa expressão pelo fato de tal palavra referir-se à ideia de que há o consumidor de um produto, em uma relação artificializada pelo comércio. Entretanto, a palavra *cliente* foi escolhida levando-se em conta a atitude e a condição da pessoa que recebe o tratamento. Muito se fala que, para a musicoterapia ser efetiva, deve haver abertura e vontade da pessoa que recebe o tratamento. A palavra *paciente* indica uma postura mais passiva, além de relacionar o indivíduo com algum tipo de patologia. Na musicoterapia, a pessoa que procura o tratamento pode não estar diagnosticada com alguma doença, assim como pode buscar o tratamento por livre interesse, visando à manutenção de sua saúde mental e emocional ou ao desenvolvimento pessoal.

Outro aspecto que precisa de esclarecimento quanto ao uso dessa palavra é que ela pode se referir não apenas a um indivíduo. Assim, ao se empregar o termo *cliente*, a referência é a "qualquer indivíduo, grupo, comunidade ou ambiente que precisa ou busca ajuda de um terapeuta na forma de um serviço prestado com base nos preceitos da Musicoterapia e com o propósito de abordar questões ou metas relacionadas à saúde" (Bruscia, 2000).

Ressaltamos que, independentemente do termo utilizado, a pessoa que busca um processo musicoterapêutico ou tem a indicação para fazê-lo é um ser humano completo que se manifesta em suas múltiplas esferas, que abrangem seu organismo físico, sua psique, seu ser social e cultural, sua estrutura emocional e mental e sua essência espiritual, e é a partir desse olhar holístico que deve ser considerada.

2.2.2 Musicoterapeuta

Um musicoterapeuta é alguém que tem a habilidade e as credenciais requeridas para ajudar os clientes a otimizar a própria saúde por meio de serviços baseados na música. É um profissional que se relaciona com saberes da música e das ciências da saúde, como a medicina e a psicologia. Sua forma de praticar, sua população-foco (clientes) e sua área de atuação na musicoterapia requerem maior aprofundamento e conhecimentos mais específicos sobre esses saberes. Abordaremos isso mais detalhadamente adiante, na Seção 2.4.2.

> **Consultando a legislação**
>
> A profissão de musicoterapeuta conta com um código de ética próprio e, para atuar como tal, é necessário ter formação na área. No Brasil, pessoas graduadas e com especialização em Musicoterapia podem atuar como musicoterapeutas. Entretanto, desde 2019, está em trâmite no Congresso Nacional o Projeto de Lei n. 6.379/2019, que regulamenta a profissão. Uma vez que seja aprovado, apenas a graduação será reconhecida como formação que habilita o indivíduo. Aqueles que obtiveram seus diplomas de pós-graduação antes da aprovação da lei ou que obtiverem tal diploma em até 24 meses após a aprovação da lei também poderão exercer a profissão. Saiba mais no *link* indicado a seguir:
>
> PERNAMBUCO. Câmara dos Deputados. **Projeto de Lei n. 6.379/2019**. Dispõe sobre a regulamentação da atividade profissional de musicoterapeuta. 2019. Disponível em: <https://www.camara.leg.br/proposicoesWeb/fichadetramitacao?idProposicao=2233401>. Acesso em: 24 ago. 2022.

2.2.3 Música

Definir *música* é uma tarefa quase impossível, pois as duas palavras – *definir* e *música* – caminham em direções opostas. *Definir*, em sua própria etimologia, encerra a ideia de dar fim a algo, limitá-lo. Já *música* traz infinitas possibilidades. Como findá-la? Permitimo-nos ir em direção contrária e, em vez de defini-la em conceitos, expandi-la em poesia:

No princípio, a Unidade Fundamental
Grávida de tons, ávida de tempo, plena de silêncio
Pela força espiritual contida em si mesma
Tempo e espaço desprendem-se da eternidade numa miríade de polaridades
Fluxos contrários e inseparáveis
Tom e espaço, ritmo e tempo ganham seus domínios,
E trazem, inerentes a sua natureza,
o elemento conciliador de toda a dualidade: A Harmonia

Um universo em movimento cria e desfaz seres transitórios
Deixando no rastro de seu processo, aquilo que chamamos existência.
E quando, numa bênção, tocamos sua essência criadora
Tudo que percebemos é Música. (Petraglia, 2010, p. 15)

Entendemos que a necessidade de propor uma ideia mais concreta do que a música é, justamente, para melhor compreendê-la e se relacionar com sua manifestação. No entanto, preferimos essa primeira aproximação mais poética e ampla para que tenhamos em mente que, mesmo que busquemos organizar as palavras que podem defini-la, ela sempre será muito mais que isso.

As definições de *música* variam de acordo com a área do saber em que são propostas. Por exemplo, se formos definir *música* pelo olhar de um físico, suas propriedades acústicas serão mais ponderadas. Um antropólogo levará em conta as manifestações da música como forma de expressão humana. Já um músico considerará a estrutura, o estilo e a estética artística. Assim, neste capítulo, abordamos a música do ponto de vista da musicoterapia. Para tanto, primeiramente trataremos de componentes básicos da música e de outros elementos relevantes.

Melodia

Melodia é a sequência das notas que são tocadas ou cantadas. Por exemplo, se em um piano você toca as teclas Mi, Lá, Mi, Sol, está criando a melodia. O mesmo acontece quando se canta "alecrim", na canção *Alecrim dourado*, entoando a sílaba "a" na nota Sol, a sílaba "le" na nota Fá e a sílaba "crim" na nota Mi. Existem instrumentos exclusivamente melódicos, como o violino e a flauta. A melodia dá fisionomia à música; por meio dela, podemos reconhecer qual música é com um simples assovio.

Harmonia

Harmonia é a combinação de duas ou mais notas simultaneamente. No instrumento, ela forma os acordes[2] e indica a combinação entre eles no desenrolar da música. É responsável por conferir sentimento à música, podendo sinalizar um estado mais melancólico ou alegre. Piano e violão são exemplos de instrumentos harmônicos. Vale lembrar que esses instrumentos também podem executar a parte melódica da música.

Ritmo

Ritmo é a relação e a combinação entre o tempo de duração de cada nota e/ou acorde, assim como os espaços de silêncio existentes entre esses sons. Ele existe em todos os instrumentos, mas os de percussão são voltados para essa função e, assim, executam o ritmo da música, deixando a parte melódica e harmônica para

---

2   Combinação de duas ou mais notas soadas simultaneamente em um instrumento.

outros instrumentos. O ritmo traz identidade para a música, indicando a qual estilo ela pertence: samba, baião, cúmbia[3] etc.

Outros elementos relevantes:
palavra, silêncio e sons não musicais

Uma música precisa de palavras para ser música? Se a resposta fosse sim, estaríamos renegando criações de Mozart, Tchaikovsky, Villa Lobos, entre outros, e também ignorando festivais *rave*[4], que levam multidões ao êxtase por meio da chamada *música eletrônica*. De fato, a música não precisa de palavras para existir, mas a palavra aparece em muitas músicas em forma de letras que trazem uma mensagem mais descritiva, podendo promover associações de ideias e conexões com lembranças.

O silêncio pode ou não existir em uma estrutura musical. Quer seja no contexto de uma estrutura musical, quer seja proporcionado de maneira intencional e independente, o silêncio é muito importante para a internalização de processos vividos.

Um trovão, um apito contínuo, o som emitido por um animal não podem ser considerados música, mas todos esses elementos e demais estímulos sonoros podem ser aproveitados na musicoterapia.

2.3 Música em musicoterapia

Considerando, agora, a noção apresentada sobre os componentes da música, podemos analisar de que forma ela é vista na

---

3   Ritmo musical de origem colombiana, comum em outros países da América Latina hispânica.
4   Festa em que se utiliza música eletrônica.

musicoterapia. Além de músicas propriamente ditas, o musicoterapeuta pode utilizar isoladamente os elementos básicos que as formam, citados anteriormente, para criar uma "experiência musical". Even Ruud (1990) afirma que a música não é um curativo em si própria; seus efeitos terapêuticos decorrem de sua aplicação de maneira profissional e metodológica. Assim, o que é realmente terapêutico é a experiência que ela proporciona e que variará caso a caso. Para melhor ilustrarmos tal questão, vamos considerar a hipótese "música clássica é relaxante". Se assim fosse, qualquer paciente com diagnóstico de crise de ansiedade que buscasse a musicoterapia poderia ser tratado ouvindo Mozart, Bach ou Beethoven. Para um paciente apreciador ou familiarizado com esse gênero, com memórias afetivas positivas relacionadas a ele, o efeito poderia ser bom. Mas imaginemos um cliente que tivesse crescido em uma família cujo pai fosse um homem agressivo com os filhos e que esse pai, em suas horas de lazer, gostasse de tocar em casa os clássicos da música erudita em seu piano. Ou, ainda, suponhamos que o cliente viesse de um contexto sociocultural em que a música clássica nunca tivesse sido apresentada aos seus ouvidos. Que efeitos causariam tais experiências?

Para que a experiência musical seja a mais apropriada, é importante que o musicoterapeuta leve em conta um dos princípios que regem a musicoterapia: a **identidade sonora** – mais comumente chamada de *ISo* (alguns autores usam a forma *ISO*). Tal conceito foi criado pelo Dr. Ira Altshuler (1944). *Iso* vem do grego e traz a ideia de "igualdade", "similaridade". Segundo Altshuler (1944), a utilização de música idêntica ao estado de ânimo do cliente e seu tempo mental facilita a resposta aos estímulos e a vinculação à proposta. Por exemplo, clientes depressivos estabelecem um contato melhor com a música de andamento mais lento.

Orlando Benenzon (1998) desenvolveu o conceito de ISo para além da esfera emocional no momento da terapia. A identidade sonora é o conjunto de experiências sonoras que caracterizam e individualizam cada ser humano durante sua história (Benenzon, 1998). A ISo tem elementos comuns a todos, como os sons intrauterinos e o batimento cardíaco. Aspectos culturais dos ambientes dos quais o indivíduo fez parte influenciam a ISo. Além disso, as experiências vividas em situações particulares trazem mais conteúdo para dentro do baú sonoro-musical que cada pessoa guarda dentro de si.

2.4 Classificando a musicoterapia

Nas seções seguintes, buscaremos evidenciar algumas classificações para que você tenha uma ideia das bases teóricas consideradas e de suas implicações práticas. Na literatura em geral, existem múltiplas classificações e, em razão do objetivo e da extensão deste texto, não nos cabe sermos seletivos. Também alertamos que essas classificações variam de acordo com os autores analisados, e você pode encontrar divergências entre as apresentadas neste livro e outras literaturas. Tendo em vista que a musicoterapia é uma ciência nova, pouco a pouco consenso e uniformidade terminológica vão sendo estabelecidos. Aqui, abordaremos as classificações existentes quanto aos tipos de **experiências musicais**, de **práticas** e de **modelos**. A classificação, independentemente de qual seja, delimita, mas não isola um modo ou outro de se pensar e fazer musicoterapia. A musicoterapia é multidisciplinar e dinâmica.

2.4.1 Experiências musicais

A experiência musical pode acontecer de quatro formas: (1) audição; (2) recriação; (3) improvisação; e (4) composição. Apresentaremos, nesta seção, cada uma delas e destacaremos as respectivas metas terapêuticas que podem ser atingidas. Para cada tipo de experiência musical, também descrevermos brevemente um caso hipotético ou real e depois o convidaremos a analisar quais metas terapêuticas foram atingidas.

> **Importante!**
>
> Não devemos confundir *meta terapêutica* com *objetivo terapêutico*. Objetivo terapêutico é a condição a que se quer chegar, e metas são as ações que levam até lá. Por exemplo, diante de um cliente com comprometimento motor dos membros superiores, o objetivo terapêutico é que ele consiga desenvolver sua motricidade a ponto de realizar ações simples, como escovar os dentes e segurar um copo. A meta terapêutica é estimular movimentos dos membros superiores por meio de uma tarefa específica, como movimentar uma baqueta, bater palmas ou tocar as teclas do piano.

Audição

Na audição, a experiência musical ocorre por meio do processo de ouvir a música e/ou sentir sua vibração. A música usada pode ser tocada de maneira digital ou analógica ou, ainda, ser tocada ao vivo pelo terapeuta. Pode ser uma gravação comercial ou uma composição do próprio terapeuta ou do próprio paciente, criada em sessões anteriores. Listamos algumas metas terapêuticas:

- causar respostas motoras e fisiológicas específicas;
- estimular ou relaxar a pessoa;
- desenvolver habilidades auditivas/motoras;
- evocar estados e experiências afetivas;
- conectar memórias e reminiscências;
- gerar experiências de regressão;
- evocar o imaginário e as fantasias;
- vincular o ouvinte à comunidade ou ao grupo sociocultural;
- propiciar experiências transcendentais, alteração de níveis de consciência e conexão espiritual.

Vejamos, a seguir, um exemplo de caso de experiência musical de audição.

> A cliente M. G., 90 anos, acometida por Alzheimer, ouve em dispositivo digital trecho da obra *O lago dos cisnes*, de Tchaikovsky. A cliente foi bailarina profissional, chegando a apresentar-se em grandes teatros como primeira solista nos anos 1960. Performou diferentes obras, incluindo a citada anteriormente. A cliente começa a ouvir e logo pede para o musicoterapeuta aumentar o volume. Ela começa a representar, com a parte de cima do corpo – pois está em uma cadeira de rodas –, os movimentos corporais daquele trecho da obra, com bastante expressividade artística. Passado algum tempo, ela cessa e abaixa a cabeça. Ao levantá-la, está com os olhos lacrimejados e verbaliza que está emocionada. Diz ao musicoterapeuta que lhe arranje sapatilhas. Segue ouvindo e reconhece o momento da peça em que iniciaria o coral, mencionando a quantidade de coralistas que formavam parte do grupo, e volta a representar a peça com a fisionomia ainda

> mais expressiva. Continua assim até a música cessar, e a sessão finda com aplausos do terapeuta e do auxiliar.
>
> Agora é com você: Quais das metas terapêuticas listadas anteriormente foram contempladas nessa experiência musical?

Fonte: Elaborado com base em BBC News, 2020.

Como exemplos de atividades que utilizam a audição como experiência musical em um contexto musicoterapêutico, podemos citar:

- **Discussão por meio da canção** – O terapeuta traz uma canção que sirva como trampolim para a discussão de tópicos terapeuticamente relevantes para o cliente.
- **Autoaudição** – O cliente ouve a gravação de sua própria improvisação, *performance* ou composição para refletir sobre si mesmo e sobre a experiência.

Além da audição, esse tipo de experiência musical se utiliza das vibrações que penetram os corpos. Alguns instrumentos específicos têm a capacidade de proporcionar isso de maneira mais perceptível. O *didgeridoo*[5] é um deles, e isso ocorre quando sua campânula[6] é direcionada a alguma região do corpo. Outro instrumento é a tigela tibetana[7], que, uma vez posicionada sobre uma parte específica do corpo a ser tratada, é soada fazendo com que se sinta sua vibração. Podemos mencionar também a

---

5 Instrumento de sopro dos aborígenes australianos.
6 Parte dos instrumentos de sopro por onde sai o som do instrumento.
7 Instrumento de metal que emite sons longos em contínuos a partir da vibração da tigela ao ser tocada por uma baqueta específica projetada para o instrumento.

mesa-lira[8], muito utilizada pelos musicoterapeutas antroposóficos[9], que faz vibrar o corpo todo do cliente deitado sobre ela, como se fosse ele uma extensão da caixa acústica.

Recriação

Você já cantarolou uma música de que gosta no banheiro, acompanhou o refrão daquele *hit* dos anos 1990 em uma reunião de amigos ou batucou junto em uma roda de samba? Se sim, em termos musicoterapêuticos, podemos dizer que você estava recriando. Na recriação, o cliente canta e/ou toca uma música já existente ou alguma forma musical preestabelecida, que é tomada como modelo para sua experiência. A música utilizada pode ser uma composição do próprio paciente, criada em sessões anteriores. Vale ressaltar que a busca pela qualidade estética pode ser mais ou menos relevante de acordo com o objetivo terapêutico que se deseja alcançar. Confira algumas metas terapêuticas:

- desenvolver habilidades sensório-motoras;
- adotar comportamento adaptativo, ordenado no tempo;
- aprimorar a atenção e a orientação à realidade;
- exercitar a capacidade de memória;
- desenvolver a habilidade de escutar e monitorar a si mesmo;
- experimentar e liberar sentimentos em um ambiente seguro e apropriado;
- aprimorar habilidades interativas e de grupo;

---

8 Grande caixa de ressonância com 42 cordas de aço montadas sobre dois cavaletes nas extremidades, todas afinadas no mesmo tom, suspensa por pés de madeira.

9 Relativo à antroposofia, doutrina filosófica que une saberes espirituais e científicos e propõe uma forma livre e responsável de pensar, sentir e agir.

- desenvolver o senso de comunidade;
- promover o senso de identidade com um valor ou crença de um grupo, comunidade, sociedade ou cultura.

Vejamos, a seguir, um exemplo de caso de experiência musical de recriação.

> O caso se refere à cliente A. P. B., menina, 11 anos, em tratamento contra um câncer. No período de internamento, teve atendimentos musicoterapêuticos que conduziram à composição de uma canção feita por ela. Durante todas as sessões, demonstrava alegria e entusiasmo. Foi sugerido que realizasse uma apresentação no *hall* de entrada do hospital, acompanhada de piano e de uma cantora voluntária. No dia da apresentação, a paciente demonstra preocupação e chora de nervosismo nos momentos de preparação, mas apresenta-se conforme o esperado. Passados alguns dias, foi proposto que a canção fosse gravada em vídeo coletivo com outros cantores e músicos locais – oito ao todo. Ela aceitou, ensaiando com bastante dedicação para gravar sua parte perfeitamente. O resultado em forma de vídeo foi utilizado em uma campanha em prol da própria cliente.
>
> Agora é com você: Quais das metas terapêuticas listadas anteriormente foram contempladas nessa experiência musical?

Como exemplos de atividades que utilizam a recriação como experiência musical em um contexto musicoterapêutico, podemos citar:

- **Recriação vocal** – O terapeuta propõe alguma destas atividades: vocalizar de uma forma prescrita, leitura à primeira vista, cantar canções, entoar, recitação coral, ensaio de grupos corais, aulas de canto, imitação ou aprendizado de melodias vocais ou dublagem de canções gravadas.
- **Condução** – O cliente dirige uma *performance* musical, fornecendo dicas gestuais aos músicos como ditado por uma partitura[10] ou outra notação[11].

Improvisação

Criatividade, flexibilidade e raciocínio rápido são algumas destrezas de quem improvisa. Essa experiência musical requer a habilidade do musicoterapeuta em criar o estímulo que motive o paciente a engajar-se na improvisação. Uma vez que esta seja iniciada, tal habilidade precisa manter musicalmente o diálogo com aquilo que o cliente está manifestando. Pausas, repetições, uso de acordes que criam expectativa, notas que pedem complementaridade, variações de tonalidade e alterações rítmicas são alguns dos artifícios para isso. Além de impulsionar o cliente a partir de estímulos musicais, o musicoterapeuta pode usufruir de um elemento não musical – imagem, trabalho artístico, história,

---

10 Escrita musical padronizada mundialmente em que se utilizam símbolos representando valores físicos do som – altura, duração, intensidade e timbre.
11 Sistema de escrita que representa graficamente uma peça musical ou conjunto de sinais gráficos que representam uma organização de sons.

lembrança, sentimento, pessoa, entre outros – para servir de inspiração para que o cliente retrate esse elemento musicalmente. Não é necessário que o cliente tenha qualquer conhecimento musical. Pode usufruir de tambores, chocalhos, pratos e outros instrumentos de percussão. Instrumentos melódicos e harmônicos, como violão e piano, também são bastante utilizados, com a possibilidade de se fazer um dueto, em que o terapeuta cria a base harmônica e o cliente se expressa estabelecendo melodia e/ou ritmo.

Algumas populações específicas se beneficiam mais dessas experiências, como as que apresentam transtorno do espectro autista, mal de Alzheimer, deficiência intelectual e demais condições que limitam a comunicação e o relacionamento pessoal. Por meio da música, uma forma de linguagem alternativa, o cliente encontra uma "saída" desse ambiente mental interior para expressar-se, estabelecendo contato e ampliando a interação com pessoas e com o mundo exterior. Listamos algumas metas terapêuticas:

- estabelecer um canal de comunicação não verbal e uma ponte para a comunicação verbal;
- fornecer meios gratificantes de autoexpressão e formação de identidade;
- identificar, expressar e trabalhar emoções difíceis;
- desenvolver a capacidade de respeito interpessoal e intimidade;
- desenvolver habilidades interpessoais ou de grupo;
- resolver problemas interpessoais ou de grupo;
- desenvolver a criatividade, expressando liberdade, espontaneidade e ludicidade;
- estimular e desenvolver os sentidos;
- desenvolver habilidades perceptivas e cognitivas.

Vejamos, a seguir, um exemplo de caso de experiência musical de improvisação.

> O caso se refere à cliente S. Y., menina, 5 anos, com síndrome de Joubert e ACL (amaurose congênita de Leber), condição que deixa a paciente com tonificação muscular fraca e limitada coordenação motora, além de causar cegueira. O musicoterapeuta toca no piano e canta uma canção de estrutura simples, enfatizando o ritmo ao pressionar as teclas, enquanto a cliente, com uma baqueta diante de um tambor, bate no mesmo ritmo, conduzida pelo musicoterapeuta auxiliar, que move o braço da menina. Na continuação do tratamento, o xilofone é apresentado à cliente. O musicoterapeuta explora diferentes áreas do piano, variando em movimentos ascendentes – das teclas mais graves até as mais agudas – e descendentes – das mais agudas às mais graves. A cliente responde aos sons, reproduzindo também sons mais agudos e mais graves no xilofone, dessa vez sem auxílio. Após algumas sessões, a cliente está diante de tambores e, de acordo com o número de vezes que o musicoterapeuta toca o acorde no piano, ela "responde" batendo o mesmo número de vezes no tambor.
>
> Agora é com você: Quais das metas terapêuticas mencionadas anteriormente foram contempladas nessa experiência musical?

Fonte: Elaborado com base em Noro, 2022.

Como exemplos de atividades que utilizam a improvisação como experiência musical em um contexto musicoterapêutico, podemos citar:

- **Improvisação de canções** – O cliente improvisa letras, melodia ou ritmo para uma canção.
- **Improvisações corporais** – O cliente improvisa fazendo variados tipos de sons corporais percussivos (bater palmas, estalar dedos ou lábios).

Composição

Pode parecer quase impossível a ideia de compor uma música para aqueles que não tenham nenhum conhecimento musical estruturado. Contudo, essa ideia de impossibilidade em musicoterapia não existe. Vivemos em um mundo musical e recebemos estímulos sonoros desde o ventre de nossa mãe. Mesmo fora de nosso conhecimento consciente, temos um saber musical que só precisa ser acessado. É mais uma questão de se permitir entrar em contato com esse universo e praticar. O musicoterapeuta que utiliza esse método dá oportunidades para que o cliente crie peças instrumentais, letras, canções ou qualquer tipo de produto musical. A composição diferencia-se da improvisação porque tem o objetivo de possibilitar a criação de algo estruturado e com o objetivo de ser registrado. É um processo de construção com começo, meio e fim, tendo como resultado a obra do cliente, cuja complexidade dependerá de suas habilidades e de seus desejos e que será delimitada de acordo com as metas e os objetivos terapêuticos estipulados. Confira algumas metas terapêuticas:

- desenvolver habilidades na criação de estruturas em que seja possível expressar pensamentos e sentimentos que são seus e/ou compartilhados com outros;
- empoderar para a tomada de decisão;
- desenvolver temas terapêuticos por meio da letra;
- canalizar sentimentos retidos e proporcionar momentos de catarse;
- identificar, por meio da letra, aquilo que o cliente quer expressar;
- criar habilidade de integrar e sintetizar partes em um todo.

Vejamos, a seguir, um exemplo de caso de experiência musical de composição.

> A cliente I. C., 15 anos, adolescente, hospitalizada, na área de neurologia, com diagnóstico incerto, havia sofrido alguns desmaios seguidos de convulsão. O fato de não ter obtido um diagnóstico a deixava insegura e temerosa. Durante internamento, foi apresentado a ela o instrumento melódico *kantele* (Figura 2.2). Depois de uma livre exploração do instrumento, com a percepção da afinidade da paciente com ele, deu-se início ao trabalho orientado. A musicoterapeuta tocava uma primeira sequência, com quatro notas, e pedia à cliente que a completasse, tocando mais quatro notas. Uma vez criada, a sequência contendo oito notas era executada repetidamente até a memorização. A musicoterapeuta agregava outras quatro notas à sequência, e a paciente a completava com outras quatro, e assim sucessivamente até a cliente estar satisfeita com o resultado. Na sessão seguinte, a musicoterapeuta executava a obra completa, pedindo à cliente que ouvisse e sentisse a música de olhos fechados. Ao fim, perguntou que palavra

melhor representava aquela criação melódica. A cliente respondeu "valente". A partir dessa palavra e do diálogo sobre aquilo que a cliente estava passando, sugeriu-se a composição de uma letra: "Ganhar eu vou, perder também para aprender. Caio aqui, levanto ali. Valente é meu ser! Para isso tenho que ter coragem pra seguir. Eu vou ir, vou seguir, conseguir ser feliz". Na sequência, encaixaram a letra na melodia, realizando os ajustes necessários até a conclusão da canção.

Agora é com você: Quais das metas terapêuticas mencionadas anteriormente foram contempladas nessa experiência musical?

Curiosidade

O *kantele* é um instrumento antigo, oriundo da Finlândia. Rudolf Steiner, filósofo austríaco e criador da antroposofia, resgatou e ressignificou o uso desse instrumento no início do século XX. As escolas no Brasil que adotam a pedagogia Waldorf[12] como modelo educativo utilizam esse instrumento na musicalização das crianças. O timbre[13] suave do *kantele* é convidativo, e a simplicidade musical desse instrumento é acolhedora.

---

12 Abordagem pedagógica baseada na antroposofia, que procura integrar de maneira holística o desenvolvimento físico, espiritual, intelectual e artístico dos alunos (FEWB, 2022).
13 Característica do som que nos permite distinguir um instrumento de outro.

Figura 2.2 – *Kantele* pentatônico

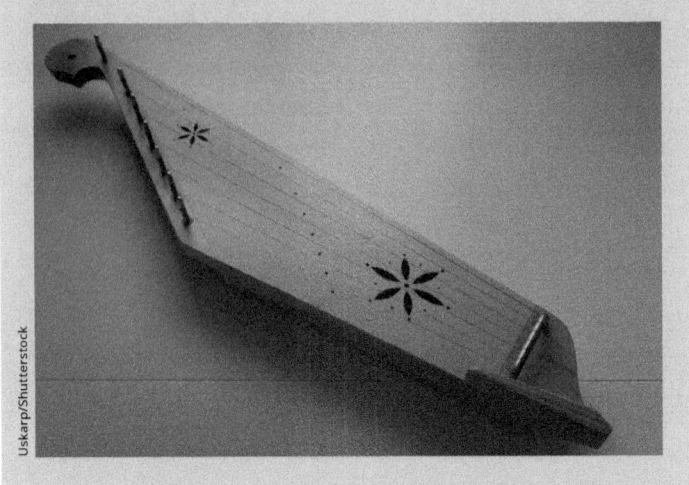

Uskarp/Shutterstock

Trata-se de um instrumento pentatônico, ou seja, suas cordas – que podem ser sete ou dez – estão afinadas em uma escala pentatônica, cuja característica principal é a de não ter intervalos[14] dissonantes. Assim, independentemente da sequência de notas que for tocada, a sonoridade será consonante, agradável aos ouvidos. Também pode ser utilizado na iniciação musical de adultos.

Entre os exemplos de atividades que utilizam a composição como experiência musical em um contexto musicoterapêutico, podemos citar:

- **Transformação de canções** – O cliente muda palavras, frases ou a letra inteira de uma canção existente enquanto mantém a melodia e o acompanhamento padrão.

---

14 Espaço de tempo existente entre uma nota musical e outra.

- **Colagens musicais** – O cliente seleciona e cria uma sequência de sons, canções, músicas ou fragmentos, a fim de produzir uma gravação que explore questões autobiográficas ou terapêuticas.

2.4.2 Práticas em musicoterapia

A musicoterapia tem como objetivo central a promoção da saúde. Saúde é muito mais do que não estar doente. Desde 1946, a Organização Mundial de Saúde (OMS) conceitua *saúde* como o estado de completo bem-estar físico, mental e social (Brasil, 2020b). Nesse contexto, as formas de se acercar da saúde são muito amplas, e os indivíduos que a buscam podem estar fazendo isso pelas razões mais variadas possíveis no âmbito destas três grandes dimensões: (1) bem-estar físico; (2) bem-estar mental; e (3) bem-estar social.

Sendo a musicoterapia uma forma de promoção à saúde, não é de surpreender que ela esteja sendo aplicada em diversos ambientes para além daqueles mais comumente relacionados à saúde, como hospitais e clínicas. Atualmente, encontramos a musicoterapia em escolas, organizações e empresas, creches, casas de repouso, asilos, casas-lares, hospitais psiquiátricos, centros de detenção e de reabilitação, centros comunitários, *workshops* e consultórios privados. O público-alvo não tem restrição etária, havendo exemplos da aplicação de musicoterapia para um público diversificado, desde bebês prematuros até pessoas idosas. As condições mais variadas são abordadas pela musicoterapia, como transtorno do espectro autista, doenças psiquiátricas, síndromes diversas, necessidades especiais, dificuldades de aprendizagem, vítimas de abuso, transtornos de comportamento, traumas em geral, terminalidade[15], reabilitação física, conflitos grupais e problemas de gestação.

Da mesma maneira que existem diferentes ambientes, públicos e condições, há diversas formas de se praticar a musicoterapia. Sendo uma ciência multidisciplinar, ela dialoga com várias áreas do saber. Os critérios que delimitam essas áreas estão diretamente relacionados àquilo que é primordial, em termos terapêuticos, para o cliente. Já a forma como essa questão será abordada dependerá do *know-how* do musicoterapeuta e de seu embasamento teórico.

Curiosidade

Uma pesquisa na Unidade de Terapia Intensiva Neonatal do Hospital Universitário de Genebra indicou que, até o momento em que completariam seu nono mês de gestação, os bebês prematuros que haviam sido expostos a sessões de musicoterapia tinham uma arquitetura funcional do cérebro similar à daqueles nascidos a termo, ao passo que aqueles que não haviam sido expostos a tal terapêutica apresentavam arquitetura funcional comprometida. Um detalhe curioso dessa pesquisa é que música utilizada nas sessões para os bebês foi composta sob medida para eles. O compositor Andreas Vollenweider, acompanhado por uma equipe especializada, tocou previamente para os bebês, percebendo quais instrumentos causavam mais reações positivas por parte deles. Escolhidos os instrumentos, o compositor criou um "fundo sonoro" que lembrava o ambiente sonoro intrauterino. Então, utilizando melodias bem intervaladas e suaves, compôs três peças de oito minutos. Uma

---

15 Proximidade do fim da vida.

> vez gravadas, as peças eram tocadas aos bebês em momentos específicos do dia, usando-se dispositivos auditivos adaptados para os prematuros (Lordier, 2019).

Práticas médicas

Práticas médicas são aquelas em que o foco está na cura ou na diminuição dos prejuízos que a condição de doença possa trazer. São bastante voltadas para os resultados fisiológicos. Podem ser realizadas antes, durante ou depois de um procedimento médico, durante a internação em cuidados intensivos ou de fim de vida. Standley (1986) cita alguns objetivos da aplicação dessas práticas: reduzir estresse, trauma e medo que advêm das doenças e lesões, tanto dos pacientes quanto de suas famílias e entes queridos; manejar sentimentos relacionados à morte, à deficiência, a cicatrizes etc.; resolver conflitos interpessoais entre os pacientes e familiares e amigos; facilitar a tomada de decisão em relação às opções de tratamento; reduzir depressão, ansiedade, estresse e insônia decorrentes da doença, do tratamento ou da recuperação; facilitar a formação de grupos de suporte entre os pacientes; e nutrir atitudes positivas em relação à saúde.

Práticas didáticas

Práticas didáticas são aquelas em que o ponto central reside na aquisição de conhecimentos e habilidades necessárias para uma vida funcional, oportunizando melhor interação social. O aprendizado e o desenvolvimento estão em primeiro plano no processo terapêutico, que visa diminuir os déficits educacionais, as limitações motoras e os problemas de aprendizagem que atrapalham o bem-estar. Na prática didática, as técnicas e os exercícios de educação musical, ou seja, o desenvolvimento dos conhecimentos relacionados à música, são bastante utilizados.

Práticas psicoterapêuticas

Práticas psicoterapêuticas são aquelas voltadas ao propósito de ajudar o cliente que está buscando significado e completude em sua vida, para que ele, por meio do entendimento de sua psique, possa alcançar seus objetivos de bem-estar e equilíbrio mental e emocional na relação consigo, com os outros e com os ambientes.

Essas práticas são influenciadas pelas teorias da psicologia. De modo bem abrangente e resumido, podemos olhar a psicologia de acordo com três tipos de abordagens: (1) psicanalítica; (2) behaviorista; e (3) existencial. Apresentamos, no Quadro 2.1, a seguir, informações que ajudam a ter uma ideia básica de cada uma dessas abordagens.

Quadro 2.1 – Abordagens da psicologia

Abordagens / Características	Behaviorista (cognitiva, comportamental)	Psicanalítica (Freud, Jung, Lacan)	Humanista (existencial, Gestalt)
Foco	Comportamentos e crenças	Inconsciente e traumas	Existência e sentimentos
Objetivo	Ajustar comportamentos	Interpretar significados	Compreender a existência
Procedimentos terapêuticos	Condicionamento, estímulo, proposta de mudança de comportamento	Conscientização de traumas, desejos e propósitos	Compreensão de emoções e ampliação de possibilidades de ser
Conceitos principais	Ajustes, crenças, transtornos, reforço	*Id*, ego, superego[16], traumas, sonhos, significados	Liberdade, escolha, sentido de vida
Visão do homem	Condicionado e orientado por crenças de si e do mundo	Age pelo seu inconsciente	Em processo e em mudança constante, escolhe sua vida

Fonte: Elaborado com base em Cordioli, 1993.

---

16 Instâncias da psique humana que são a base da teoria da personalidade de Sigmund Freud.

As práticas psicoterapêuticas dialogam com os elementos-base dessas três abordagens; logicamente, o musicoterapeuta que vise trabalhar com esse enfoque deve estar familiarizado com eles. A psicoterapia, em sua essência mais convencional, é uma experiência verbal em que terapeuta e paciente usam a palavra como principal meio para acessar, entender, elaborar e resolver as questões terapêuticas. Já a musicoterapia com enfoque psicoterapêutico utiliza a música e seus elementos para isso. Então o musicoterapeuta não pode falar com seu cliente na sessão? Não é bem assim. Algumas abordagens são, de fato, bem restritivas quanto ao uso da palavra durante a sessão. Um exemplo disso é o Modelo Benenzon de Musicoterapia, do qual trataremos adiante. No entanto, de maneira geral, a relação entre o uso da palavra e o uso da música nas práticas psicoterapêuticas pode ser visto em quatro níveis:

1. A questão terapêutica é acessada, elaborada ou resolvida no contexto da própria experiência musical.
2. A questão terapêutica é acessada, elaborada ou resolvida no contexto da experiência musical em conjunto com intervenções verbais.
3. A questão terapêutica é acessada por meio da experiência musical e elaborada ou resolvida por meio do diálogo entre terapeuta e cliente após a experiência musical.
4. A questão terapêutica é acessada, elaborada ou resolvida no discurso verbal, tendo a experiência musical como complemento.

Práticas recreativas

As práticas recreativas são aquelas em que as atividades recaem no divertimento, no prazer, no brincar e no entretenimento do cliente. Algumas atividades das práticas recreativas, como jogos e brincadeiras musicais, podem ser utilizadas como meio para o cliente se engajar na proposta do musicoterapeuta ou para favorecer a criação de vínculo entre cliente e musicoterapeuta e, posteriormente, dar início a um processo com objetivos terapêuticos relacionados a outras práticas. Contudo, a recreação também pode ser vista como um fim em si mesma.

Carol Matteson, esposa e companheira de trabalho de Clive Robbins, criador de um dos métodos mais reconhecidos na musicoterapia, o Modelo Nordoff-Robbins, que veremos mais adiante, destacou a importância da alegria no processo musicoterapêutico. Em uma entrevista ao canal britânico CBS, relembrou um caso de tratamento de um cliente adolescente com múltiplas deficiências. A mãe do adolescente, quando perguntada sobre o que esperava das sessões de musicoterapia com seu filho, afirmou que queria que ele tivesse momentos de alegria, já que ele tinha tão pouco disso (Nordoff-Robins..., 2022).

Em uma sociedade em que aumentam quase que de maneira pandêmica os casos de depressão e as tentativas de suicídios, podemos reconhecer que uma atividade humana que possa oferecer momentos de alegria espontânea é algo muito valioso. Assim, não há nenhum demérito em se utilizar a musicoterapia com esse objetivo.

> **Para saber mais**
>
> O documentário indicado a seguir discute importância das atividades lúdicas e defende que brincar pode ser a cura para muitos males do mundo moderno. Pensadores e profissionais de diferentes áreas intercalam suas falas com imagens que dão destaque às manifestações da cultura popular brasileira.
>
> TARJA Branca: a revolução que faltava. Direção: Cacau Rhoden. Produção: Estela Renner, Luana Lobo e Marcos Nisti. Brasil: Maria Farinha Filmes, 2014.

Práticas ecológicas

A palavra *ecologia* geralmente é relacionada ao cuidado com a natureza, a sustentabilidade e o ambientalismo. Porém, sua origem etimológica está na palavra grega *oikos*, que significa "casa", e é nesse sentido que as práticas ecológicas são apresentadas aqui. Casa, em um sentido metafórico, fazendo referência ao lugar do qual o indivíduo faz parte, pode, assim, representar sua família, sua comunidade, sua organização, sua empresa e qualquer outro grupo organizado ou reunido por algum motivo em comum. Dialoga com áreas do saber humano, como a sociologia, a antropologia e a cultura. A musicoterapia comunitária e social se utiliza bastante das práticas ecológicas para atingir seus fins, que são a criação de vínculos entre membros de um grupo e o fortalecimento de laços e identidades com o próprio ambiente e a cultura local.

2.4.3 Modelos em musicoterapia

Primeiramente, precisamos esclarecer alguns pontos sobre a palavra *modelo* para evitar confusões. *Método* e *abordagem* são termos que também são encontrados na literatura musicoterápica para aquilo que aqui chamamos de *modelo*. Independentemente da terminologia, o que tem de ficar claro para seu entendimento é que, com base em sua experiência, área de atuação e habilidades, alguém criou uma maneira característica e original de se fazer musicoterapia, fundamentada em alguma teoria já existente. Alguns modelos têm sua estrutura mais formatada, ou seja, há um "passo a passo" que deve ser respeitado na sessão. Outros se caracterizam mais por um estilo de se conduzir a sessão do que por uma formatação sequencial. Atualmente, existem muitos modelos em musicoterapia. Aqui, descreveremos os cinco que são reconhecidos internacionalmente.

Modelo Nordoff-Robbins

Criado pelo compositor Paul Nordoff e pelo educador especial Clive Robbins, esse modelo utiliza a improvisação para estabelecer a relação entre cliente e musicoterapeuta, sendo aplicado principalmente com pacientes com alguma condição que limita sua capacidade de comunicação. A partir de algum impulso vindo do cliente – seja um movimento estereotipado, seja uma respiração ressonante, seja o próprio caminhar –, o musicoterapeuta responde no instrumento, estabelecendo uma comunicação não verbal. Uma vez formado esse vínculo, o musicoterapeuta "sugere" musicalmente algo ao paciente, que responde tocando um instrumento. Grandes progressos motores, comunicativos e de socialização são obtidos. Também conhecido pela denominação *musicoterapia criativa*, tem sua fundamentação na psicologia existencial humanista (Bruscia, 2000).

Imagens Guiadas e Música
(Guided Imagery and Music – GIM)

Criado pela musicista britânica Helen Bonny, esse modelo utiliza uma trilha sonora de 30 a 45 minutos de duração, constituída principalmente por música erudita. A sequência é estudada e organizada levando-se em conta as particularidades de ritmo, melodia e harmonia de cada peça que a compõe. O cliente a escuta em relaxamento e é conduzido a um estado alterado de consciência[17]. Durante a viagem musical, o musicoterapeuta guia o processo por meio de perguntas abertas, buscando entender o que o cliente está experimentando no processo. De acordo com as respostas, vai dando suporte à experiência, procurando mais detalhes sobre as imagens mentais que vão se formando e sentimentos que vão surgindo. Esse modelo se destaca no tratamento de traumas psíquicos. Não é recomendado para o trabalho com pacientes psicóticos[18]. Tem sua fundamentação teórica na psicologia existencial humanista e nos processos terapêuticos criados por Abraham Maslow e Carl Rogers (Bruscia, 2000).

---

17 "Alteração qualitativa no padrão global de funcionamento mental que o indivíduo sente ser [...] diferente do seu modo usual de funcionamento" (Tart, 1972 citado por Psicologia Previtali, 2022).
18 Pacientes que apresentam sintomas característicos da psicose, perturbação da mente que causa dificuldades em determinar o que é ou não real.

Musicoterapia analítica

Criado pela musicoterapeuta britânica Mary Priestley, esse modelo utiliza a música para acessar o inconsciente, trazendo conteúdos à tona para que possam ser analisados posteriormente. Ocorre primeiramente, por meio da exposição verbal, a identificação de uma ou mais questões emocionais do cliente, sem necessidade de explorá-las a fundo ou interpretá-las. Em seguida, por intermédio de experiências musicais de improvisação, explora-se o que foi eleito. Geralmente, o ponto central reside em um sentimento que incomoda o cliente, que busca expressar esse sentimento musicalmente. O musicoterapeuta se engaja na improvisação, assumindo um papel que acompanhe, excite ou acalme a expressão daquele sentimento. O fechamento da sessão ocorre com a verbalização sobre o material produzido na improvisação, que é gravado e assistido por ambos – cliente e musicoterapeuta. Tem sua fundamentação nos trabalhos de Carl Jung, Sigmund Freud e Melanie Klein (Bruscia, 2000).

Modelo Benenzon

Criado pelo psiquiatra argentino Rolando Benenzon, esse modelo utiliza o conceito de identidade sonora para propor as experiências musicais. A metodologia é estritamente não verbal. Trabalha com o vínculo entre terapeuta e cliente, ou entre clientes, quando aplicado grupalmente. Promove reforço do ego[19] e experiências de catarse direcionadas à expressão e ao sentimento de liberdade. Também se fundamenta em conceitos psicanalíticos, mas dialoga com linhas filosóficas diferenciadas, como a física quântica (Benenzon, 1998).

---

19 Conceito psicanalítico que representa o núcleo da personalidade de uma pessoa.

Musicoterapia behaviorista

Criado pelo professor de música Clifford Madsen, esse modelo utiliza a música como condicionador de comportamentos, baseando-se na fundamentação da psicologia comportamental e no positivismo. A música pode ser empregada de quatro formas: (1) como um indicativo; (2) como estrutura temporal de movimento; (3) como um foco de atenção; e (4) como um prêmio. Uma vez identificada a necessidade do cliente, as experiências musicais são utilizadas nesses quatro âmbitos, objetivando-se a mudança de um comportamento específico. Essa proposta pode ser aplicada em casos de comportamentos agressivos, apoiando trabalhos de reabilitação criminal e aconselhamento tutelar (Madsen, 1968).

> **Importante!**
>
> Apesar da existência de modelos, é comum que o musicoterapeuta, em sua atuação, traga de outros lugares os aportes teóricos e práticos. Isso porque é necessário que ele tenha uma formação específica para que determinado modelo possa ser aplicado. A escassez de locais onde essas formações são oferecidas acaba por estimular os profissionais a construir uma prática particular.

2.5 *Setting* musicoterapêutico

O *setting* musicoterapêutico é o conjunto de elementos que criam o ambiente propício para a musicoterapia acontecer. Apesar de apresentarmos algumas sugestões, destacamos que nem a ausência de espaço exclusivo nem a limitação de recursos devem ser vistos como impeditivos. A musicoterapia é dinâmica e cheia de possibilidades, exigindo dos profissionais que a escolhem criatividade e inovação.

2.5.1 Sala de musicoterapia

Como afirmamos, o espaço não deve ser um impeditivo. Sala de aula, floresta, praça pública ou fila do posto de saúde, qualquer um desses lugares pode ser usado como sala de musicoterapia. O que pode acontecer é que alguma proposta específica exija um espaço mais ou menos adequado para sua prática. Aqui, citaremos algumas características otimizadoras, imaginando um espaço destinado exclusivamente para a prática musicoterapêutica em forma de sessão.

    A sala não deve ser pequena a ponto de limitar o movimento, nem grande a ponto de permitir o afastamento excessivo do cliente, favorecendo a possibilidade de ele se isolar. Sua luminosidade deve ser controlável, propiciando maior claridade quando a proposta é de extroversão e menos claridade quando se trata de momentos mais introspectivos. O chão, de preferência, deve ser de madeira, já que pode ressoar ao ritmo do caminhar ou do choque intencional dos pés no chão, dando ao musicoterapeuta um recurso a mais a ser explorado. De preferência, a sala deve ser isolada ou protegida acusticamente para evitar que sons externos interfiram em algum momento crucial da sessão ou distraiam constantemente o cliente. Também deve conter poucos estímulos visuais permanentes. No entanto, de acordo com a atividade planejada, algum objeto visual ou imagem pode fazer parte do *setting* específico preparado para aquela sessão.

2.5.2 Instrumentos

A escolha dos instrumentos dependerá das habilidades e preferências do musicoterapeuta. Levando em conta que a maioria dos clientes não tem conhecimentos musicais aprofundados, recomendamos que haja também instrumentos simples que propiciem a participação do cliente. Instrumentos de percussão em geral e instrumentos melódicos, como o xilofone e o *kantele*, são sugestões. Conforme a proposta e a fase do tratamento, em uma sessão pode haver muitos instrumentos e, em outras, apenas um instrumento específico. Também pode ser considerada a opção de se organizar um *setting* em que não haja instrumentos, caso o musicoterapeuta queira explorar os sons corporais, incluindo a voz.

Outros objetos que não sejam necessariamente instrumentos musicais mas tenham sonoridade relevante podem constar no *setting*. "Todo elemento capaz de produzir um movimento capaz de ser vivenciado como mensagem, como meio de comunicação será parte integrante dos elementos técnicos da Musicoterapia" (Benenzon, 1985, p. 55). Uma boa identificação da ISo do cliente indicará que objetos e instrumentos musicais são propícios para a formação do *setting*.

Nem sempre existirá um lugar que permitirá uma organização prévia do espaço. Em um hospital, por exemplo, em que o serviço de musicoterapia é itinerante, a sessão acontece no próprio quarto ou na enfermaria. A alternativa, nessa situação, é a criação de um equipamento extra que permita a transitoriedade do *setting*, como no caso de um carrinho que comporte alguns instrumentos e objetos, possibilitando a circulação pelos ambientes.

2.5.3 Recursos tecnológicos

De maneira geral, quanto aos recursos tecnológicos que podem ser usados, podemos pensar em dois aspectos básicos: emissão e gravação.

Um bom sistema de som deve conter leitor de diversas mídias, entradas para instrumentos elétricos e saídas auxiliares. Os recursos de gravação sonora e visual oportunizam um elemento importante nas experiências musicais: o registro do que o cliente cria. As gravações também fornecem material para que o musicoterapeuta verifique os progressos e as reações do cliente durante as sessões. Assim, microfones, câmeras e programas de computador para edição devem ser levados em consideração.

Além disso, cabe reconhecer o momento em que vivemos, no qual as ferramentas tecnológicas estão cada vez mais presentes em nosso dia a dia, com seus ônus e bônus. Especificamente na musicoterapia, alguns mecanismos têm propiciado boas oportunidades, principalmente para aqueles com limitações físicas mais impactantes. Imagine um sistema que conseguisse captar o movimento ocular de uma pessoa com paralisia e transmitir isso a um programa sonoro, fazendo com que ela pudesse "tocar" apenas mexendo os olhos. Agora, pare de imaginar, isso já existe! *Softwares* que transformam ondas cerebrais em frequências musicais, próteses eletrônicas que permitem a uma pessoa amputada tocar um violão e cadeiras de rodas adaptadas com instrumentos musicais são apenas alguns exemplos do que é possível fazer nesse campo. O que precisa ser ponderado é que a tecnologia do *setting* terapêutico não pode substituir ou distrair a experiência musical do cliente, e sim complementá-la.

2.6 Etapas do processo musicoterapêutico

O que é terapia? Qual é a diferença entre ser terapêutico e ter efeitos terapêuticos? Caminhar na beira da praia, pintar ou jogar palavras cruzadas são terapias? Definir *terapia* é tão complexo quanto definir *música*, pois ambas as práticas são compostas por vários elementos e encaradas a partir de diferentes perspectivas relacionadas às áreas do saber humano. Com essas perguntas, queremos diferenciar a ideia de uma ação pontual – que traz benefícios para demandas do momento – e um trabalho continuado – baseado em objetivos a serem alcançados. A musicoterapia atua em ambos os casos, sem diferenciação de valor. Contudo, quando desenvolvida em um trabalho continuado, precisa ser vista como processo. O processo musicoterapêutico é composto por etapas. Algumas delas são comuns a outros processos terapêuticos, enquanto outras são peculiares ao processo musicoterapêutico. Aqui, apresentaremos algumas etapas de maneira bem resumida.

A profundidade de cada etapa será influenciada diretamente pela duração e condição de tratamento. Por exemplo, se a pessoa estiver buscando o serviço de musicoterapia como terapêutica principal para sua questão de saúde, cada uma das etapas deverá ser abordada detalhadamente. Se a pessoa estiver internada em um hospital temporariamente e a musicoterapia for utilizada como tratamento complementar, as etapas serão menos aprofundadas.

> **Para saber mais**
>
> Um detalhado entendimento dessas etapas e seu encaminhamento são essenciais para o bom desenvolvimento do processo terapêutico. Recomendamos a leitura de *Cadernos de musicoterapia 4*, de Lia Rejane Mendes Barcellos, para um aprofundamento em cada etapa.
>
> BARCELLOS, L. R. M. **Cadernos de musicoterapia 4**: etapas do processo musicoterápico ou para uma metodologia em musicoterapia. Rio de Janeiro: Enelivros, 1999.

2.6.1 Entrevista inicial[20]

A entrevista inicial é o cartão de visitas do musicoterapeuta. A sintonia com o cliente é fundamental nessa etapa. Nela são levantados os dados sobre o cliente, principalmente os relacionados ao seu momento atual, incluindo patologias. Se o paciente procura o atendimento por recomendação médica ou está sendo tratado por equipe multidisciplinar, muitas informações já podem ter sido acessadas por outros profissionais, que devem ser consultados, de modo a evitar desgaste do cliente.

2.6.2 Ficha musicoterápica

A ficha musicoterápica registra informações sobre a relação do cliente com a música, sendo identificadas as primeiras informações sobre sua ISo.

---

20 As Seções 2.6.1 a 2.6.9 foram elaboradas com base em Barcellos (1999).

2.6.3 Estudo biográfico

Fatos marcantes da vida – relacionados ou não com a ISo do cliente – são acessados nessa etapa, percebendo-se aqueles que são mais ou menos associados à questão terapêutica a ser tratada.

2.6.4 Objetivos terapêuticos

Com base nas informações levantadas, traçam-se os objetivos terapêuticos a serem alcançados, buscando-se equilibrar as expectativas do cliente e as projeções do musicoterapeuta. Esses objetivos podem transformar-se durante o processo de acordo com a evolução e a resposta ao tratamento.

2.6.5 Sessões musicoterápicas

Nas sessões musicoterápicas ocorre a aplicação das atividades em que a música intermedeia a relação entre cliente e terapeuta, propiciando as experiências musicais. Tais atividades não precisam acontecer apenas depois das etapas anteriores, pois elas mesmas podem ser utilizadas para estabelecer vínculo e criar situações que revelem informações sobre o cliente. O que acontece nas sessões gerará o conteúdo para as próximas etapas. Sugere-se a gravação das sessões para análise posterior.

2.6.6 Testificação musical

A testificação musical é o registro de como o paciente reage diante das experiências musicais: quais instrumentos mais lhe interessam, com qual experiência musical mais se conecta etc.

2.6.7 Relatório progressivo

O relatório progressivo é o registro de como o paciente vai evoluindo no tratamento. Nele são registrados os objetivos e as metas que estão sendo atingidos, bem como os fatores que indicam que eles foram alcançados.

2.6.8 Alta

A alta acontece a partir do atingimento dos objetivos terapêuticos ou pela percepção de que as alternativas oferecidas pelo musicoterapeuta tenham sido esgotadas. Uma vez atingidos esses objetivos, novos podem ser traçados. É importante que haja ética do profissional em não manter um tratamento apenas com a intenção de garantir um cliente.

> **Importante!**
>
> As etapas do processo musicoterapêutico são um mecanismo importante de organização e planejamento do musicoterapeuta. É essencial que tal procedimento não acabe por limitar ou engessar a atitude do musicoterapeuta, cujo olhar deve se manter atento à pessoa que está ali. A criação de vínculo é essencial para que o cliente possa se expressar. Uma vez que o tratamento tenha sido iniciado e que as questões tenham vindo à tona, cabe relembrar uma frase popularmente dita entre terapeutas: conheça todas as teorias, domine todas as técnicas, mas, ao tocar uma alma humana, seja apenas uma alma humana.

2.7 Finalmente, definindo *musicoterapia*

Como foi percorrer esse caminho informativo que propusemos até aqui? Esperamos que tenha aumentado seu entendimento e que seu interesse em saber mais esteja latente. Mas a pergunta que queremos fazer é: Se alguém lhe perguntasse o que é musicoterapia, o que você responderia? Assim como começamos este capítulo com um convite prático, vamos encerrá-lo com outro. Antes de apresentarmos as definições oficiais de *musicoterapia*, que tal criar a sua? Então, dê uma pausa na leitura, pegue caneta e papel ou um dispositivo digital e escreva – baseado no entendimento que teve até aqui – uma definição para *musicoterapia*.

Como foi executar essa tarefa? Quais termos e elementos você levou em consideração para isso? Essa é uma boa forma de rever os conteúdos examinados e esperamos que tenha aproveitado a atividade proposta para fazer isso. Mas agora é a nossa vez. Aqui, apresentaremos três definições: a que consta no *site* do Ministério da Saúde, a da União Brasileira das Associações de Musicoterapia (Ubam) e a da Federação Mundial de Musicoterapia.

No *site* do Ministério da Saúde, na seção que aborda as Práticas Integrativas e Complementares em Saúde (Pics), a musicoterapia é definida desta forma:

> Prática expressiva integrativa conduzida em grupo ou de forma individualizada, que utiliza a música e/ou seus elementos – som, ritmo, melodia e harmonia – num processo facilitador e promotor da comunicação, da relação, da aprendizagem, da mobilização, da expressão, da organização, entre outros objetivos

terapêuticos relevantes, no sentido de atender necessidades físicas, emocionais, mentais, espirituais, sociais e cognitivas do indivíduo ou do grupo. (Brasil, 2022c)

A Ubam nasceu no ano de 1995 com a função de representar os musicoterapeutas do Brasil e as associações estaduais de musicoterapia. Em seu *site*, apresenta a definição brasileira de *musicoterapia*:

> Musicoterapia é um campo de conhecimento que estuda os efeitos da música e da utilização de experiências musicais, resultantes do encontro entre o/a musicoterapeuta e as pessoas assistidas. A prática da Musicoterapia objetiva favorecer o aumento das possibilidades de existir e agir, seja no trabalho individual, com grupos, nas comunidades, organizações, instituições de saúde e sociedade, nos âmbitos da promoção, prevenção, reabilitação da saúde e de transformação de contextos sociais e comunitários; evitando dessa forma, que haja danos ou diminuição dos processos de desenvolvimento do potencial das pessoas e/ ou comunidades. (Ubam, 2018)

Completando as definições selecionadas, citamos a utilizada pela World Federation of Music Therapy – WFMT (Federação Mundial de Musicoterapia):

> Musicoterapia é a utilização da música e/ou seus elementos (som, ritmo, melodia e harmonia) por um musicoterapeuta qualificado, com um cliente ou grupo, num processo para facilitar e promover a comunicação, relação, aprendizagem, mobilização, expressão, organização e outros objetivos terapêuticos relevantes, no sentido de alcançar necessidades físicas, emocionais, mentais, sociais e cognitivas. (WFMT, citada por AMT-PR, 2022)

Consideramos todas essas definições bem abrangentes, pois apresentam os principais agentes e componentes que precisam ser levados em consideração ao se pensar em musicoterapia.

Síntese

Neste capítulo, identificamos a presença da musicoterapia – ainda que não sob esse nome – em diferentes momentos da história. Mostramos que ela acontece a partir de um encontro triplo entre cliente, música e musicoterapeuta e detalhamos cada um desses elementos.

Destacamos os quatro tipos de experiências musicais – audição, improvisação, recriação e composição – e as respectivas metas terapêuticas. Constatamos como a musicoterapia é multidisciplinar, dialogando com diferentes áreas do saber, e descrevemos os tipos de práticas musicoterapêuticas: recreativas, didáticas, psicoterapêuticas, médicas e ecológicas.

Evidenciamos a diferença entre as situações em que a musicoterapia traz benefícios para demandas do momento e aquelas em que ela é encarada como um processo mais detalhado, constituído por etapas, as quais analisamos separadamente.

Finalizamos com as definições de *musicoterapia* propostas por organizações de referência no assunto tanto no âmbito nacional quanto no âmbito internacional.

Complementando o caminho percorrido, convém refletirmos sobre a presença da música em nossa vida. Desde tempos imemoriais, a música existe como manifestação humana, sendo o seu surgimento confundido com o da própria humanidade. Por muitos séculos, a relação do ser humano com a música acontecia no cotidiano das comunidades, sempre de maneira presencial. Ela permeava suas celebrações, seu sistema de crenças, sua medicina, seu trabalho. Isso se iniciava no nascimento do indivíduo, e as cantigas infantis – existentes em todas as culturas – intermediavam as relações dos seres que cresciam. A música estava na vida vivida.

Hoje, talvez ela esteja ainda mais presente graças aos avanços tecnológicos. Podemos ouvir música em qualquer lugar. No entanto, com o advento da indústria musical, temos nos tornado mais consumidores de música do que "vivenciadores" de música. Acreditamos que a relação música/ser humano é prejudicada nesse processo. A musicoterapia, ao querer afirmar-se como área do saber e como profissão, pode vir a reforçar essa situação caso não seja encarada conscientemente. Entendemos a relevância de sua estruturação e ressaltamos a importância de seu desenvolvimento em benefício da sociedade. Contudo, às vezes, no discurso do musicoterapeuta há um tom de posse sobre o uso da música como geradora de benefícios salutares, no sentido de que seria uma exclusividade da profissão. Vivenciar a música deve ser algo visto como uma ação elementar na vida do ser humano, considerando-se seu valor como forma de expressão e como forma de a pessoa se relacionar com os outros, consigo e com o universo.

Todo aquele que se aproxima da música – como músico, professor, pesquisador ou terapeuta – tem essa responsabilidade em reconduzir a relação entre o ser humano e a música de maneira mais natural. Isso requer um olhar visionário, para além dos interesses particulares (educativos, curativos ou produtivos). Talvez assim os próprios benefícios dessa relação mais natural contribuam para a diminuição dos problemas sociais e pessoais que as diferentes ciências, incluindo a musicoterapia, se predispõem a resolver.

Questões para revisão

1. A musicoterapia acontece a partir do encontro entre quais elementos?
   a) Música, terapia e ciência.
   b) Cliente, musicoterapeuta e paciente.
   c) Terapeuta, usuário e som.
   d) Musicoterapeuta, música e cliente.
   e) Ritmo, melodia e harmonia.

2. Qual das opções a seguir **não** corresponde a uma etapa do processo musicoterapêutico?
   a) Ficha musicoterapêutica.
   b) Testificação musical.
   c) Entrevista bibliográfica.
   d) Identidade sonora.
   e) Alta.

3. Sobre as práticas em musicoterapia, assinale a alternativa que apresenta a afirmativa correta:
   a) Apenas as experiências de audição são utilizadas nas práticas ecológicas.
   b) As práticas médicas são aquelas voltadas para o bem-estar da equipe hospitalar.
   c) O termo *cliente* deve ser substituído por *paciente* nas práticas médicas.
   d) As práticas psicoterapêuticas têm sua fundamentação teórica nas diferentes formas de abordagem da psicologia.
   e) A prática recreativa está destinada unicamente às crianças.

4. O que a expressão *experiência musical* significa em musicoterapia?

5. Qual é a diferença básica entre as experiências musicais de composição e improvisação?

Questões para reflexão

1. Em sua opinião, quais são os prós e os contras da regulamentação da profissão de musicoterapeuta?

2. Os recursos tecnológicos podem fazer com que a musicoterapia se afaste de sua essência? Justifique sua resposta.

Capítulo 3
Ayurveda

Fabiana Rodrigues Mandryk

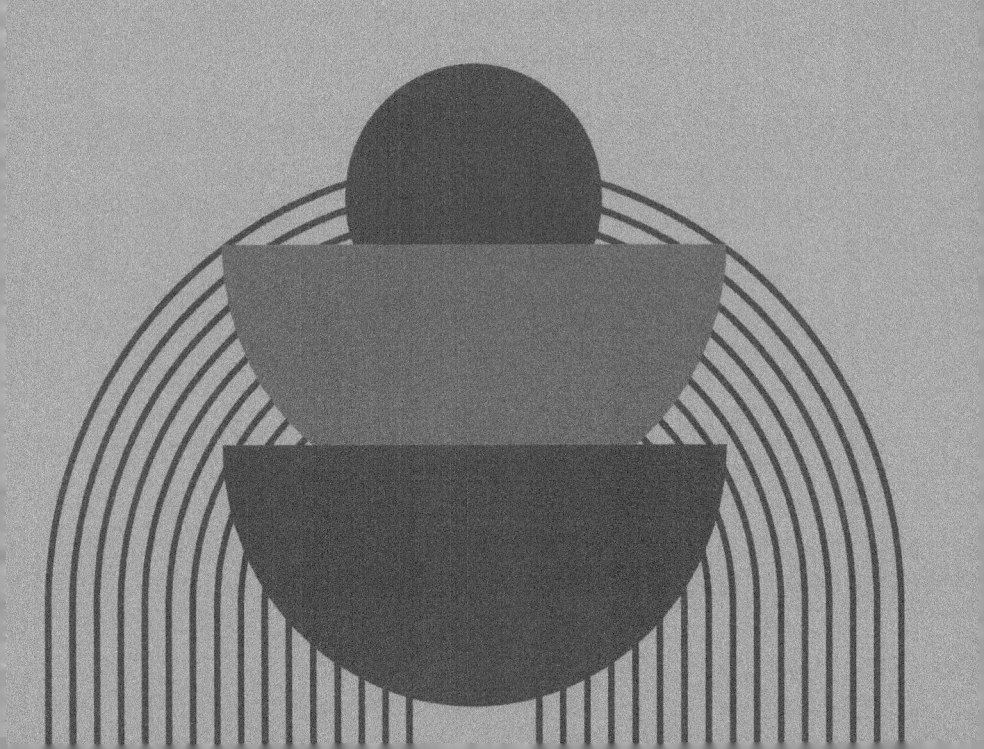

Conteúdos do capítulo:

- Ancestralidade.
- Desejo de vida longa.
- Ramos do *ayurveda*.
- Conceitos básicos.
- *Doshas*.
- *Panchamahabhutas*.
- Terapias.

Após o estudo deste capítulo, você será capaz de:

1. apreciar e entender o mundo a partir da visão do *ayurveda*, com vistas a trilhar seu caminho para uma vida longa, plena e saudável;
2. ser capaz de fazer melhores escolhas relacionadas à nutrição e a terapias em práticas clínicas.

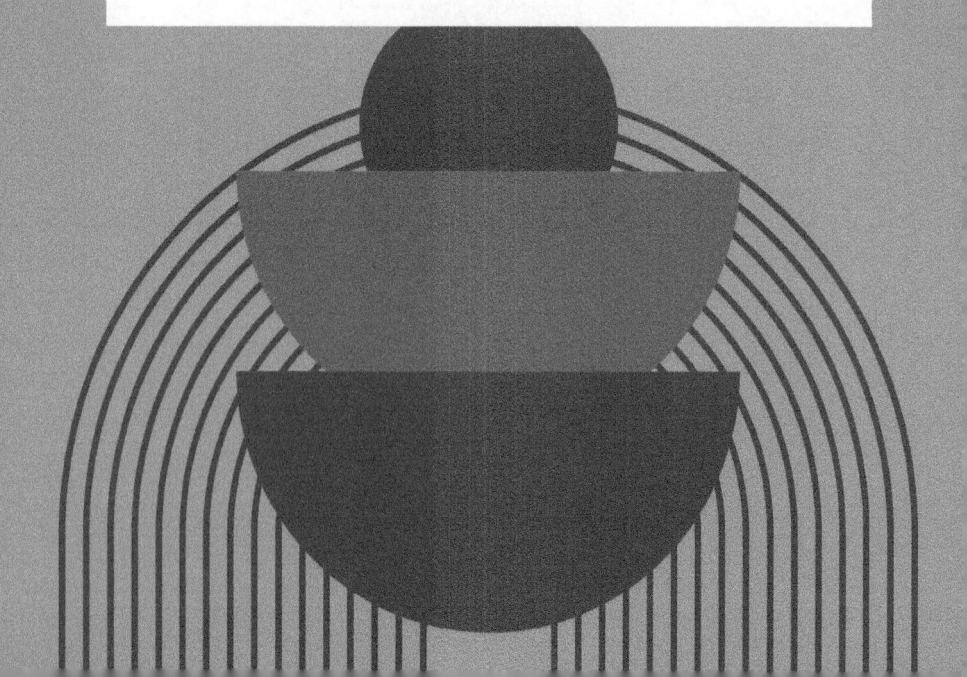

De acordo com a tradição védica, cada pessoa nasce com um propósito, e ele se relaciona com a ancestralidade de sua história.

Há um ponto de convergência entre todas as histórias ancestrais de todas as famílias que habitam o planeta, e é a importância de nos mantermos conectados com os ciclos naturais, ou seja, preservar a essência da vida em nosso ser, que nos auxilia a manter nossos níveis de homeostase naturalmente.

O senso de pertencimento a uma tribo ou a uma nação é anterior à percepção de pertencimento à natureza e, ao manifestarmos essa conexão, nossos ritmos se organizam organicamente.

"Como o óleo nas sementes de gergelim, como a manteiga na nata, como a água no leito do rio, como o fogo nos gravetos ressecados, assim é o Espírito Interior agarrado em si mesmo quando alguém se dedica a buscar a Consciência" (Teagisananda, 1949, p. 19, tradução nossa). Essa citação nos convida a questionar o que seria a consciência, e a resposta nos vem por meio da possibilidade de nos autoconhecermos pelo próprio corpo, que pode ser considerado como nossa casa ou nosso templo.

O *ayurveda* contém todo esse cabedal de informações, todas necessárias ao alcance de plenitude. Mesmo sendo um conhecimento de tempos imemoriais, é atual e totalmente aplicável à vida moderna.

3.1 A prática

No *ayurveda*, todos os princípios relacionados à manutenção da saúde, à prevenção e à cura de doenças relacionam-se à utilização de uma óptica exclusiva. A escolha dos alimentos, das ervas, dos óleos e das terapias, assim como o exercício do diagnóstico de doenças, segue uma lógica simples e profundamente eficaz.

> "As pessoas que desejam vida longa, que é o instrumento para alcançar o *dharma* (retidão/equidade), o *artha* (riqueza/segurança) e o *sukha* (contentamento) devem depositar a máxima confiança nos ensinamentos do Ayurveda" (Murthy, 2016b, p. 3, tradução nossa).

A prática do *ayurveda* no Ocidente é limitada à organização e ao reequilíbrio da saúde por meio da correção da capacidade digestiva do indivíduo. Na Índia, o *ayurveda* é dividido em mais oito especialidades, além da que se permite utilizar no Ocidente.

As oito especialidades do *ayurveda* são as seguintes:

1. *Kayacikitsa* – Engloba o tratamento dos distúrbios das capacidades digestivas, e essa é a principal especialidade aplicada e utilizada em solo ocidental.
2. *Balacikitsa* – Pode ser associada à pediatria dentro da medicina moderna.
3. *Grahacikitsa* – Pode ser associada ao estudo das influências astrais e às obsessões, quando relacionada a algumas religiões a que temos acesso no Ocidente. Todavia, essa especialidade também se ocupa das contaminações por microrganismos, patógenos; nesse caso, pode ser associada à infectologia, bem como a doenças mentais facilmente relacionadas à psiquiatria.
4. *Ordhvangacikitsa* – É responsável pelas doenças do crânio, de modo geral, dos olhos, correlacionada à oftalmologia, de nariz, ouvidos e garganta, atribuída à otorrinolaringologia, e ainda dos dentes, associada à odontologia.
5. *Salyacikitsa ou sastracikitsa* – Trata de todas as mazelas que requerem intervenção cirúrgica.

6. *Damstracikitsa* – Responsabiliza-se pelas doenças que ocorrem por algum tipo de intoxicação ou envenenamento, por animais e insetos peçonhentos, álcool e abuso de substâncias.
7. *Jaracikitsa* ou *rasayanacikitsa* – É responsável por processos de rejuvenescimento e tratamento de doenças relacionadas à velhice, podendo ser equiparada à gerontologia.
8. *Vrsacikitsa* – Trata doenças de esterilidade, a fim de promover vigor sexual.

3.2 Conceitos básicos

Ao começarmos nossa jornada, a abertura de um livro tão antigo como os que usamos para os estudos aprofundados de *ayurveda* nos faz sentir a preciosidade desse conhecimento.

> "*Vayu* – *vata*, *pitta* e *kapha* são os três *doshas* do corpo. O equilíbrio perfeito de três *doshas* leva à saúde, o desequilíbrio em *TriDosha* leva às doenças" (Murthy, 2016b, p. 5, tradução nossa).

Aqui a grande jornada do *ayurveda* se inicia. Por meio da observação do mundo, sob uma óptica muito peculiar, todos os conceitos de saúde, de doença e de tratamentos se desdobram, ou melhor, trazem as efemérides (celebração de um acontecimento importante) para a contemplação, tal qual o céu em uma noite estrelada.

Sim, a principal ferramenta do *ayurveda* é a contemplação. A contemplação da manifestação dos três *doshas*. Os três *doshas* do corpo são elementos, substâncias providas de matéria e **sempre** estão presentes no corpo. Eles são dotados de *pramana* (são perceptíveis, medíveis e contêm estrutura), *guna* (características) e *karma* (ações e funções) preestabelecidas. Quando estão em equilíbrio, são responsáveis por ações distintas no corpo e, como consequência, atuam na manutenção da ordem e no funcionamento harmoniosos do corpo.

Todavia, a palavra *dosha* ("aquilo que desequilibra") já traz em sua definição a sua principal "miséria", pois os *doshas* naturalmente tendem a estar em excesso ou em depleção. Quando se excedem ou se depletam com constância, encontram dificuldade em se organizar sozinhos e, como esses desequilíbrios são pequenos e sutis, vamos tomar conhecimento da ineficiência deles quando o corpo emite um alerta, em forma de dor, indisposição, má digestão, gases etc.

Vata, *pitta* e *kapha* são os três *doshas* que estão profundamente associados ao corpo e à manutenção da saúde deste, sendo definidos como *sariraka doshas*. Existem ainda dois *doshas* que estão associados à mente, *rajas* (princípio do movimento) e *tamas* (princípio da lassidão), chamados de *manasa doshas*.

Então, podemos perceber que corpo e mente estão conectados pelos *doshas*, três no corpo e dois na mente.

"Eles são predominantes, respectivamente, durante o último estágio, o estágio intermediário e o primeiro estágio da vida; e sua predominância varia durante o dia, a noite e durante o processo de digestão do alimento" (Murthy, 2016b, p. 37, tradução nossa). Os *doshas* estão presentes e participam de todas as células e funções celulares. Embora eles permeiem o corpo todo, existem áreas que são suas preferidas, que podemos chamar de *Departamento Central de Cada Dosha* (DCCD).

Assim, o DCCD de *vata* é a região inferior do tórax, precisamente no intestino grosso. O DCCD de *pitta* é a porção que compreende da região logo abaixo do umbigo até o início da crista ilíaca. Por sua vez, o DCCD de *kapha* se localiza acima do umbigo e se estende até a altura do coração.

Também em nossa fase de vida, durante o ciclo do dia e da noite, percebemos maior predominância e influência deles, assim como durante o processo de digestão.

Vata tem sua predominância mais intensa na velhice ou após os 65 anos de idade. Ao longo do dia, recebemos a influência dele aproximadamente das 14h às 18h e, de madrugada, das 2h às 6h, sendo sua força manifestada no final do processo de digestão dos alimentos.

Pitta apresenta-se com maior evidência no período intermediário da existência, ocorrendo dos 20 até os 60 anos de idade. No ciclo do dia, percebemos sua força aproximadamente das 10h às 14h e, à noite, das 22h às 2h, no processo secundário da digestão.

Kapha manifesta-se com mais intensidade no período inicial da vida, ou seja, na infância, e permanece até os 16 anos de idade. Durante o dia, sua influência se apresenta aproximadamente entre 6h e 10h e, à noite, das 18h às 22h, no estágio inicial da digestão.

"A partir deles (dos *doshas*) são produzidos, respectivamente, *visamagni*, *tiksnagni* e *mandagni*, enquanto *samagni* é produzido em seu equilíbrio" (Murthy, 2016b, p. 166, tradução nossa). *Agni* é um dos cinco grandes elementos (*panchamahabhutas*) e é responsável pela composição do universo e de nosso corpo, estando também associado a um dos oito guardiões das direções. No *ayurveda*, ele é o principal responsável pelo processo de *paka* (ponto certo), digestão, transformação e assimilação.

> "A capacidade digestiva de cada pessoa está diretamente ligada à condição dos *doshas*, ou seja, se os três *doshas* do corpo estão em equilíbrio, ocorrerá o processo de *samagni*, que é a digestão em harmonia" (Murthy, 2016a, p. 182, tradução nossa).

Se a pessoa tem a predominância de *vata*, ocorrerá *visamagni*, ou seja, digestão irregular, e essa digestão causa *flatus* (gases abdominais), eructos (arrotos), cólicas, diarreia e tenesmo[1].

Quando *pitta* está em evidência, ocorre *tiksnagni*, que significa "poder digestivo excessivo, ou intenso". Essa capacidade digestiva faz com que a pessoa esteja apta a digerir uma quantidade enorme de alimento. Caso essa pessoa com esse *agni* não receba quantidade adequada de alimento, a intensidade dessa capacidade digestiva começa a digerir os tecidos que compõem o corpo, e os sinais dessa desarmonia podem ser sentidos por queimação e excesso de sede, por exemplo.

Se *kapha* está aturdido, a digestão se torna lenta e ineficaz, e o processo de *mandagni* (digestão lenta) prevalece. Esse desequilíbrio é conhecido como *dispepsia*, sendo essa incapacidade de digestão responsável por excesso de salivação e dores pelo corpo, por exemplo.

> "*Kostha* (vísceras, trato gastrointestinal) pode ser *krura* (cruel, selvagem, extremo), *mrdu* (gentil, delicado), *madhya* (mediano), a considerar a capacidade e a qualidade de cada um, respectivamente" (Murthy, 2016a, p. 109, tradução nossa).

Aplicando essas descrições e definições ao trato gastrointestinal, podemos entender que, no primeiro tipo de trato

---

1 Termo usado para indicar evacuação incompleta de excrementos.

gastrointestinal, ou *krura*, a pessoa pode ser assolada por uma digestão voraz ou totalmente lenta, o que, na visão do *ayurveda*, nas duas composições, causa mazelas à saúde, e isso traz fezes endurecidas, irregularidade e constipação, além de muitos gases.

Já aqueles que são detentores de qualidades de *mrdu* têm sensibilidades em todo o trato gastrointestinal; um exemplo de *kostha* com essa característica ocorre na pessoa que, ao ingerir leite, tem diarreia; as fezes são mais amolecidas, podendo-se evacuar várias vezes ao dia.

Um *kostha madhya* é, de fato, abençoado, pois proporciona fezes macias, com volume adequado e não ocorre situação de tenesmo; o trato gastrointestinal recebe influência da harmonia e do equilíbrio dos três *doshas*.

> "Como o veneno é natural e inerente aos insetos venenosos, da mesma forma, o *prakruti* (tipo de corpo) é inerente aos humanos. O tipo de corpo é decidido durante a concepção, com base nas qualidades do esperma e do óvulo" (Murthy, 2016a, p. 113, tradução nossa).

A compleição corporal do ser humano depende da saúde das células sexuais envolvidas na fecundação, e essas qualidades também são medidas e associadas aos *doshas* e suas influências.

Ambos os gametas têm as características dos três *doshas*; no ato da fecundação, os *doshas* passam por transformações físico-químicas e estas são doadas ao feto. Nessa transformação, é possível que ocorram as predominâncias de *doshas* conforme o ambiente se apresenta para o embrião.

Nesse jogo de análise combinatória, podem ser compostas algumas *prakrtis*, as quais se referem à compleição, formato, natureza inicial de um indivíduo.

- *Ekadosha* – Há a predominância de apenas um *dosha*. Também podem ser chamados de *tipos puros*.
- *Dvandvaja* – Há a predominância dos dois *doshas* na compleição de um indivíduo e estes ocorrem em pares, observando-se as seguintes combinações: *vata* e *pitta*, *vata* e *kapha*, *pitta* e *vata*, *kapha* e *vata*, *pitta* e *kapha*, *kapha* e *pitta*.
- *Sannipata* – Os três *doshas* estão perfeitamente equilibrados.

Os tipos puros, por regra, são considerados fracos e de vitalidade pobre, mesmo tendo predominância de apenas um *dosha*.

A compleição de predominância *vata* é considerada de baixa qualidade, e essa percepção decorre da recepção das qualidades dos elementos que compõem esse *dosha*.

A compleição de predominância *pitta* é considerada mediana, pois, da mesma forma que *vata*, *pitta* herda suas características dos elementos que compõem esse *dosha*.

O formato *kapha* é considerado o ideal. A combinação em pares como *pitta-kapha*, *kapha-pitta*, *vata-pitta*, *pitta-vata*, *kapha-vata* e *vata-kapha* é considerada de qualidade mediana. Já compleição "tridoshica" (três *doshas*) é considerada perfeita e muito resistente, sendo as pessoas naturalmente mais saudáveis e resistentes.

E como essas características podem ser associadas aos *doshas*? Vejamos a seguir.

3.2.1 Características dos *doshas*

Há um belíssimo encanto quando conseguimos utilizar em nossa rotina diária a aplicação da óptica do *ayurveda*. Além de ser possível observar seres inanimados com essa visão, podemos aprender a observar os animais, os seres humanos e suas emoções e reações. Tudo pode ser observado a partir do *ayurveda*.

Vata

É dito que *vata* representa o elemento ar dentro e fora de nosso corpo físico, assim como na natureza. O ar fora do corpo distribui calor e frio uniformemente e mantém seu equilíbrio por meio da função *vikshepa* (distribuição). Da mesma forma, *vata dosha* no corpo mantem o equilíbrio entre o calor causado por *pitta* e o frio causado por *kapha*.

> "*Rooksha* – secura, *laghu* – leveza, *sheeta* – frieza, *khara* – aspereza, *sookshma* – sutileza, *chala* – movimento. Essas são as qualidades de *vata*" (Murthy, 2017, p. 97, tradução nossa).

Segundo Murthy (2017), uma das principais características de vata é a adaptabilidade, o que é chamado de *yogavahi* (capacidade de adaptação). Quando o ar flui sobre o fogo, o ar fica quente. Também podemos considerar como exemplo a brisa no verão. Da mesma forma, o ar que flui através de um lago é frio. Igualmente, *vata dosha* causa mudanças relacionadas ao calor e à sensação de queimação quando associado ao *pitta*. Quando associado ao *kapha*, causa frio no corpo.

Vata é feito de uma combinação de elemento ar e de espaço vazio.

As três grandes qualidades dos *doshas* estão presentes em *vata*: *sattva* (princípio do equilíbrio), *rajas* (princípio do movimento) e *tamas* (princípio da estagnação) É com a ajuda da qualidade *rajas* que *vata* impulsiona e mobiliza fluidos e produtos no corpo. Isso significa dizer que os *doshas pitta, kapha*, tecidos e excretas se movem no corpo nos respectivos canais de transporte em razão da qualidade *rajas* de *vata*.

Então, é importante perceber que os tecidos, as excretas e *pitta* e *kapha* são entidades que geram produtos a serem movimentados pelo corpo pela força de *vata dosha*.

Como já destacamos, *vata* está predominantemente localizado na parte inferior do corpo, abaixo do umbigo, mais precisamente no intestino grosso. Isso cobre a parte inferior do abdômen e da pelve.

A sede principal de *vata* é o cólon. Estando nesse local, o *vata* controla outros subtipos de *vata* e todas as funções do corpo. Assim, o cólon torna-se o DCCD operacional de *vata*.

Vata se apresenta em três tipos de manifestações:

1. *sthana/samya* – estado de equilíbrio, o que contribui para uma boa saúde;
2. *vriddhi* – aumento patológico;
3. *kshaya* – diminuição patológica.

Quando *vata* está em um estado de equilíbrio, proporciona as seguintes situações e sensações:

- provoca entusiasmo, zelo pelo trabalho, bom humor;
- permite respiração e oxigenação adequadas do corpo, inspiração e expiração sincronizadas;
- controla todas as atividades celulares;
- impulsiona todos os impulsos do corpo;
- ajuda a mobilização e o transporte adequados de tecidos e materiais necessários para a construção do tecido, do local de produção ao local de necessidade, nos canais do corpo;
- permite a percepção adequada dos objetos pelos órgãos dos sentidos.

Os *doshas* permeiam todos os ciclos da pessoa, o que inclui dia, noite, fases da vida, estações do ano etc.

Considerando-se isso, *vata* é predominante durante o entardecer e antes de amanhecer, e o clima frio e pouco seco favorece seu aumento. Ele se acalma pela manhã, mais uma vez, quando o *kapha* se torna predominante nessa parte do dia. Acumula-se na temporada de verão. Agrava-se na época das monções, ou seja, na estação das chuvas. Se o agravamento de *vata* for tratado nessa temporada, ele será pacificado por si mesmo na próxima temporada, ou seja, no outono.

Fatores etiológicos para agravação de *vata* são os seguintes:

- exercícios excessivos e indulgência sexual;
- jejum, fome;
- queda, lesão, fraturas;
- depleção de tecidos;
- despertar excessivo à noite;
- supressão de impulsos naturais do corpo;
- consumo excessivo de alimentos frios;
- medo;
- consumo excessivo de alimentos secos;
- consumo excessivo de alimentos adstringentes, amargos e picantes;
- durante dias nublados e chuvosos;
- após a digestão dos alimentos.

O desequilíbrio de *vata* pode ser de dois tipos: diminuição patológica ou aumento patológico.

Quando o *vata* diminui, não causa doenças, mas produz sintomas de deficiência. Por outro lado, são encontrados sintomas de aumento de *kapha*. *Vata* e *kapha* são mutuamente antagônicos. Quando um aumenta, o outro diminui; o inverso também é verdadeiro. Portanto, quanto *vata dosha* diminui no corpo, há um aumento de *kapha dosha* e, quando *kapha dosha* diminui, há um aumento de *vata dosha*. Um exemplo disso é quando a pessoa começa a fazer exercícios para emagrecer: aumenta *vata dosha* e diminui *kapha dosha*.

A diminuição de *vata dosha* traz:

- fraqueza do corpo;
- menos fala;
- perda de consciência;
- sensação de lassidão metabólica;
- preferência por hábitos que aumentam *vata*;
- preferência por sabores picantes, amargos e adstringentes, alimentos secos e frios.

Os sintomas de aumento de *kapha* incluem metabolismo lento, indigestão, salivação excessiva, preguiça, sensação de peso, palidez, sensação de frio anormal, frouxidão em articulações e ligamentos, falta de ar, tosse e sono excessivo.

Já o aumento patológico de *vata* ocorre em seis etapas. Não é obrigatório que todas as etapas estejam encadeadas ou dependentes. Se os estágios anteriores forem tratados o mais cedo possível, os estágios consecutivos não se manifestarão. As seis etapas do aumento patológico de *vata* são: (1) *sanchaya*; (2) *prakopa*; (3) *prasara*; (4) *sthanasamshraya*; (5) *vyakta*; e (6) *bheda*.

Sanchaya é o estágio em que o acúmulo de *vata* em seus próprios locais de predominância acarreta ressecamento dos intestinos e espaços ocos do abdômen (hipoperistaltismo dos intestinos).

No estágio **prakopa**, a exacerbação severa de *vata* em seus locais de predominância traz sensação de picada no abdômen, sons no abdômen (sensação de ar se movendo na barriga), enegrecimento de partes do corpo, tremores, flatulência, prisão de ventre, fadiga, perda de imunidade e de força, insônia, falha de percepção pelos órgãos dos sentidos etc.

Prasara é o estágio de propagação. Nessa etapa, o *vata* que sofreu agravamento no estágio anterior deixará seus locais de predominância e se espalhará por todo o corpo. Ele se espalha sozinho ou depois de ser misturado com outros *doshas* e sangue. A propagação de *vata* junto aos *doshas* associados pode ocorrer em qualquer direção, para cima, para baixo ou para os lados. *Vata* produz doenças em qualquer direção em que viaja. Da mesma forma, os *doshas* agravados podem seguir três cursos, ou seja, órgãos viscerais, tecidos ou estruturas vitais, ossos e articulações. As doenças são produzidas em qualquer direção de *vata* junto aos *doshas* associados.

Sthanasamshraya é o estágio de acomodação do *vata* nos tecidos. Quando o *vata* não é controlado no estágio anterior, ele se aloja em tecidos frágeis e suscetíveis, onde quer que se encontre, na direção de seu movimento, ou seja, nas cinco direções em que *vata* se movimenta pelo corpo. Esse alojamento de *vata* no tecido é chamado *sthanasamshraya* de *vata*. A fusão de *vata* e tecido é chamada de *dosha dushya sammurchana*. Essa situação fornece um pano de fundo adequado para a produção de doenças. *Vata* danifica os tecidos nos quais se aloja. Com esse início, a doença ocorre, mas não se manifesta completamente. Uma vez que acontece a mistura de *vata* mórbido com tecidos fracos, sintomas de doença se manifestam nesse estágio.

A seguir, listamos exemplos de locais em que o *vata*, quando ocupa determinadas regiões do corpo, gera determinados sintomas:

- abdômen – tumores, doenças, perda de apetite;
- bexiga urinária – distúrbios urinários, diabetes, cálculos urinários com características de *vata*;
- ânus/reto – fístula, hemorroidas com características de *vata*;

- pele, músculo, sangue – doenças de pele, herpes com características de *vata*;
- pés – filariose, gota, esporão, dor nas articulações com características de *vata*.

Vyakta é o estágio de manifestação da doença. Quando a doença não é tratada em seu estágio inicial ou até o quarto estágio, o *vata* danifica ainda mais os tecidos e causa doenças com sinais e sintomas característicos bem definidos no quinto estágio. As doenças são formadas nos mesmos locais em que *vata* se aloja.

Bheda é o estágio de complicações. Se a doença só foi percebida nesse estágio, mesmo que ela não tenha se manifestado completamente, o *vata* causa danos graves aos tecidos, levando ao surgimento de complicações da doença, que podem ser fatais. Nesse momento, receber tratamento de medicina moderna associado ao tratamento de *ayurveda* é uma prática essencial.

Pitta

Pitta é ligeiramente oleoso, penetrante, quente, leve, odorífero, fluido e líquido. Aquilo que aquece ou produz calor no corpo é chamado de *pitta*. Aquilo que digere os elementos consumidos em forma de alimento é chamado de *pitta*. Aquilo que protege o corpo quando em estado de equilíbrio e que devasta o corpo quando agravado é chamado de *pitta*.

A ausência de calor é considerada ausência de vida nos seres de sangue quente. Esse calor corporal é produzido e mantido por *pitta*, que também é responsável pelos processos de assimilação, transformação e digestão, ou seja, auxilia na metabolização de alimentos, promove estímulos de digestão que são recebidos pelos cinco sentidos, por emoções e pensamentos. Além de tudo isso, é o responsável pela regulagem da temperatura corporal, tanto nos ajustes maiores, como o calor do estômago, quanto em cada célula.

Aqui uma percepção maior é importante: o *agni*, ou o fogo de *pitta*, e sua ação adequada dependem da estabilidade e da constância de ação de *vata*. Então, *vata* é o principal controlador de intensidade e de direção das capacidades digestivas do corpo e da mente.

Pitta representa o elemento fogo no corpo, sendo também associado ao sol no corpo do indivíduo.

O fogo aquece e queima elementos, pois produz calor. *Pitta*, tal qual o fogo, aquece e pode queimar; quando em normalidade, transforma os alimentos ingeridos em sucos nutritivos, separa o excremento do nutriente e permite a disponibilização de cada um desses elementos aos responsáveis pela distribuição deles. Por meio da evaporação, o sol consome a parte líquida da terra, assim como *pitta* necessita de água para se manter em equilíbrio.

Pitta é a combinação dos elementos fogo e água; tem característica de *sattva* (princípio do equilíbrio) quando equilibrado e de *rajas* (princípio do movimento) quando em agravamento.

As principais características de *pitta* são: untuosidade, intensidade, agudeza, calor, leveza, odor, fluidez e liquidez.

O DCCD favorito de *pitta* é logo abaixo do umbigo até o fim da crista ilíaca; todavia, também pode ser encontrado no estômago, no suor, no plasma, no sangue, nas linfas, nos olhos e na pele.

Quanto às manifestações, *pitta* se apresenta em três tipos: (1) *sthana*; (2) *vrddhi*; e (3) *kshaya*.

Sthana (equilíbrio) contribui para o direcionamento da boa saúde. Permite a digestão adequada dos alimentos e a formação dos sucos nutricionais de maneira correta. Esses sucos nutritivos são distribuídos por todas as células do corpo, ajudam na formação de tecidos e são responsáveis por uma boa saúde, imunidade e resistência. Além disso, *sthana*:

- permite a percepção adequada de objetos visuais a olho nu;
- ajuda a manter a temperatura normal do corpo;
- fornece tez normal para o indivíduo;
- é responsável pela manifestação de ousadia, prazer e tranquilidade.

Vrddhi (aumento patológico de *pitta*) e *kshaya* (diminuição patológica de *pitta*) causam digestão inadequada de alimentos e produção de subprodutos na forma de *ama* (produto digerido de modo inadequado). *Ama* produz bloqueios em todos os canais do corpo, esgota os tecidos da nutrição, acumula-se nos tecidos e canais e danifica-os no decorrer do tempo, tornando-se responsável por muitos distúrbios.

Tanto *vrddhi* quanto *kshaya* aumentam *ama*, provocando a percepção visual inadequada de objetos, erros visuais, doenças oculares e cegueira. O aumento de *ama* também é responsável:

- pela temperatura corporal subnormal ou anormal, que, por sua vez, é a causa do baixo metabolismo do corpo e raiz de muitas doenças sistêmicas;
- pelo fornecimento de cor e tez prejudicadas a um indivíduo;
- pela manifestação de medo, ilusão e preocupação.

Pitta é predominante do meio da manhã ao meio da tarde. Ao meio-dia, podemos encontrar o sol em seu ápice. O calor extremo está presente nessa parte do dia. Isso favorece o aumento de *pitta*, uma vez que *pitta* também é quente por natureza. *Pitta* diminui gradualmente ao anoitecer, quando o frio se estabelece, dando lugar a *vata*, para que este domine o final do dia.

O acúmulo de *pitta* ocorre no outono. Se o agravamento de *pitta* for tratado com intervenções e regimes sazonais adequados, ele será pacificado por si só na próxima estação, ou seja, no início do inverno. Esses eventos relacionados ao *pitta* acontecem em todos nessas estações. Por outro lado, se o agravamento de *pitta* não for tratado, ele não diminuirá no inverno. Na verdade, sofrerá um agravamento posterior com a ajuda de fatores etiológicos disponíveis, favoráveis ao seu aumento patológico, e a ausência de fatores antagonistas. Tal *pitta* causará muitas doenças depois de passar por vários estágios de patogênese.

Pitta, especialmente o *pitta* digestivo, denominado *pachaka pitta*, localizado no estômago, é responsável pela digestão dos alimentos. *Pachaka pitta* está localizado na parte inferior do estômago e no intestino delgado, especialmente no duodeno. Diz-se que é um representante do fogo; todos os subtipos de *pitta* também. É responsável pela recepção dos alimentos, digerindo-os e separando-os em sucos nutritivos e excrementos.

O *pachaka pitta* é formado na segunda fase da digestão. Quando o alimento parcialmente digerido no estômago é impelido para o intestino delgado, no duodeno, ele é completamente digerido no intestino pela ação do *pitta* digestivo. A comida perde a doçura que carregava do estômago e ganha acidez. Um ambiente de acidez é produzido no intestino em decorrência da ação de *pitta* sobre os alimentos. Esse ambiente é favorável para a produção de *pitta*. Essa fase da digestão é chamada de *amla avasthapaka*. O *pitta* é regularmente formado durante esse estágio, a partir dos próprios alimentos, e suporta outros subtipos de *pitta*.

Os sabores amargo e adstringente têm qualidades opostas às de *pitta*; logo, eles pacificam o *pitta*. Os sabores picante, azedo e salgado têm qualidades semelhantes às do *pitta*; portanto, eles aumentam esse elemento.

Os fatores que contribuem para agravação de *pitta* são os seguintes:

- consumo excessivo de alimentos quentes, ácidos e irritantes de mucosa;
- consumo excessivo de sabores picantes, azedos e salgados, de alimentos predominantes nesses sabores;
- consumo excessivo de pimenta, coalhada, bebidas fermentadas;
- exposição excessiva ao calor ou fogo;
- raiva excessiva;
- fome excessiva;
- indulgência excessiva no sexo.

A redução patológica (*kshaya*) de *pitta* não causa doenças, mas produz sintomas de deficiência. Por outro lado, pode ocorrer desequilíbrio relativo de *vata* e *kapha*. Os sintomas de diminuição de *pitta* são os seguintes:

- fraqueza do fogo digestivo, digestão lenta, indigestão;
- diminuição da temperatura corporal (hipotermia);
- sensação de frio excessivo no corpo;
- falta de brilho corporal, aparência sem brilho, apatia.

Para aumentar o *pitta*, a pessoa deve procurar ingerir alimentos picantes, azedos, doces e salgados, além de oleosos, leves e quentes. Existe a necessidade natural do corpo por esses sabores, pois nosso organismo tenta ajustar e modular a diminuição de *pitta* por meio dos alimentos com os sabores mencionados.

O agravamento dos *doshas* ocorre em seis etapas. Todos os estágios patológicos não são formados em todas as pessoas. Se os estágios anteriores forem tratados no tempo adequado, os estágios posteriores não serão manifestados.

As fases da patologia são: (1) *sanchaya;* (2) *prakopa;* (3) *prasara;* (4) *sthanasamshraya;* (5) *vyakta;* e (6) *bheda.*

Em **sanchaya**, etapa em que há acúmulo de *pitta* em seus próprios locais de predominância, a pele fica com tonalidade amarelada.

Prakopa é a etapa de agravamento de *pitta* em seus próprios locais de predominância. Essa fase pode causar: arroto ácido ou azia; sede excessiva; sensação de queimação; coloração amarelada de fezes, urina, pele e olhos; fome excessiva; bulimia; insônia.

Os sintomas de *pitta* agravado geralmente são os seguintes:

- coloração avermelhada nas partes afetadas do corpo;
- calor excessivo;
- inflamação;
- aumento da transpiração;
- umidade excessiva no corpo;
- gangrena;
- exaustão;
- estupor;
- sensação de gosto picante e azedo na boca.

No estágio **prasara**, o *pitta* que sofreu agravamento no estágio anterior deixará seus locais de predominância e se espalhará por todo o corpo. Ele se espalha sozinho ou depois de se misturar com *vata, kapha* e sangue.

A disseminação de *pitta* junto aos *doshas* associados pode ocorrer em qualquer direção, para cima, para baixo ou para os lados. Ele produz doenças em qualquer direção em que viaje. Da mesma forma, os *doshas* agravados podem seguir três cursos, ou seja, órgãos viscerais, tecidos ou estruturas vitais, ossos e articulações. As doenças são produzidas em qualquer curso de *pitta,* junto da movimentação orgânica dos *doshas* associados, e causa as seguintes sensações: sensação de ebulição; sensação de aperto; sensação de queimadura, como se o corpo estivesse "fervendo".

Sthanasamshraya é o estágio de alojamento de *pitta* nos tecidos. Se *pitta* não for cuidado em seu estágio de disseminação, ele se alojará em um ou outro tecido na direção de seus movimentos. Esse alojamento é denominado *sthanasamshraya* de *pitta* nos tecidos. Aqui, ocorre a amálgama de *pitta* mórbida com tecidos fracos e suscetíveis. Essa confusão viciosa é denominada *dosha dushya sammurchana*.

Depois de se alojar nos tecidos, *pitta* os danifica. Com esse dano, começa o processo da doença. Uma vez que o dano aos tecidos apenas começou, a doença não se forma, mas há sintomas premonitórios de doença iminente e visíveis.

As doenças se manifestam conforme os tecidos ou órgãos nos quais o *pitta* viciado se aloja.

A seguir, listamos exemplos de locais em que o *pitta* pode se alojar e os respectivos sintomas:

- abdômen – tumores, doenças, perda de apetite com características de *pitta*;
- bexiga urinária – distúrbios urinários, diabetes, cálculos urinários com características de *pitta*;
- ânus/reto – fístulas, hemorroidas com características de *pitta*;
- pele, músculo, sangue – doenças de pele, herpes com características de *pitta*;
- pés – filariose, gota, esporão, dor nas articulações com características de *pitta*;
- corpo inteiro – doenças como febre e tétano.

Vyakta é o estágio de manifestação da doença. Quando a doença não é tratada no quarto estágio, quando ainda está fraca e em estágio de crescimento, o *pitta* viciado continua a danificar os tecidos e causar doenças. Essas doenças são completamente formadas, fortes e se manifestam com seus sinais e sintomas característicos. As doenças são formadas nos mesmos tecidos ou em órgãos em que o *pitta* se aloja, na mesma direção de seu fluxo e no mesmo curso em que se move.

Bheda é o estágio de complicações. Se a doença não for tratada, mesmo se a doença se manifestar completamente, o *pitta* causará danos graves aos tecidos, levando à manifestação de complicações da doença, que podem ser fatais.

Kapha

Snigdhna (oleoso, untuoso), *sheeta* (frio), *guru* (pesado), *manda* (suave, viscoso), *shlakshna* (liso, claro), *mrutsna* (viscoso, gelatinoso) e *sthira* (estabilidade, imobilidade) são as qualidades de *kapha*.

Por último, e não menos importante, chegamos ao *kapha dosha*, presente em todos os órgãos do corpo, nas células etc.

Coerir é uma palavra que se associa maravilhosamente a esse *dosha*, pois graças a ele ocorre a sustentação de qualquer estrutura corporal. Força, integridade, resistência e imunidade estão intimamente relacionadas a ele.

Kapha é o sistema de refrigeração natural do corpo humano. É fornecido para amortecer o efeito agressivo e prejudicial e a hiperatividade de *vata* e *pitta*. Vata, por ser representante do ar, causa secura excessiva e degeneração, além de esgotamento dos tecidos quando é hiperativo.

Por outro lado, *pitta*, sendo um representante do fogo no corpo, causa síndrome de *burnout*[2] e reações inflamatórias quando em altas proporções. Para neutralizar essas ações e manter todas as funções operando de maneira suave, o corpo precisa de um amortecedor natural e neutralizador.

Kapha, sendo um representante da água no corpo, funciona como um neutralizador eficaz e aliviador de *vata* e *pitta*. *Kapha* protege todas as células e os tecidos e mantém o corpo conectado como uma unidade.

Todas as atividades de *kapha* dependem de *vata*, o qual, sendo o principal controlador de todas as atividades do corpo, em razão de sua qualidade *rajas* (princípio do movimento), mobiliza *kapha* por todo o corpo e, portanto, controla suas atividades.

Assim, aquilo que tem sua origem na água e é nutrido pelo elemento água é chamado de *kapha*.

Essa definição explica *kapha* do ponto de vista de sua origem no elemento água, assim como indica a água como parte predominante dele. Isso também revela que o componente água do corpo é composto e representa o princípio do corpo d'água que está fora de nós.

Obviamente, todas as atividades de *kapha* são semelhantes à água, incluindo suas funções, como causar crescimento e desenvolvimento, apoiar, nutrir e fornecer nutrição aos componentes do corpo.

Outra definição de estados *kapha* indica que aquilo que envolve e une é chamado *shleshma*. Essa é a definição dada como sinônimo de *kapha*. Com base nessa afirmação, podemos entender que *kapha* cria a substância de ligação e a matriz do corpo,

---

2   Distúrbio emocional com sintomas de exaustão extrema, estresse e esgotamento físico.

mantém todos os componentes do corpo juntos, coesos, como uma única massa.

Além do componente água, *kapha* contém o elemento terra.

Como *vata* e *pitta*, *kapha* também forma a compleição do indivíduo. Quando *kapha* forma predominantemente a constituição física de uma pessoa, diz-se que ele ou ela tem *kapha prakriti*, ou seja, o tipo de corpo *kapha*.

Além de representar o elemento água em nosso corpo físico, *kapha* é conhecido como representante da lua no corpo. Portanto, as atividades de *kapha* no corpo são semelhantes às da água e da lua fora do corpo humano, na natureza.

No mundo exterior, a água constitui o principal componente da Terra, mais de 70%. O mesmo acontece com o corpo humano. A maior parte do corpo humano é composta pelo elemento água, que é representado por *kapha*. A água, no mundo exterior, é vista como um suporte para a vida, sendo um dos elementos básicos essenciais para a sobrevivência da humanidade e o sustento da vida.

A água nutre e sustenta toda a vida, é um refrigério e mantém a alegria da criação. *Kapha* faz exatamente o mesmo no corpo. Nutre todos os tecidos e órgãos, une-os, sustenta a vida, protege os componentes do corpo contra as forças do vento e do fogo (ou seja, *vata* e *pitta doshas*), mantém o equilíbrio de todas as atividades no corpo, atua como aliviador e permite o crescimento e o desenvolvimento.

Kapha também é responsável pela suavidade do corpo e pela serenidade da mente e dos sentidos. Proporciona estabilidade, resistência, força e imunidade ao corpo e à mente e contribui para a saúde integral quando em estado de equilíbrio. Quando perturbado, o mesmo *kapha* atua como um princípio d'água perturbado, um tisunâmi, e destrói o corpo.

Portanto, *kapha* é feito de uma combinação dos elementos água e terra. Entre as três grandes qualidades da mente, *kapha* é composto pela qualidade *sattva* (princípio do equilíbrio) quando em normalidade, bem como pela qualidade *tamas* (princípio da estagnação) quando desequilibrado.

As principais qualidades de *kapha* são as seguintes: oleoso, frio, pesado, lento, suave, macio e estável.

Kapha está predominantemente localizado na parte superior do corpo, ou seja, no tórax e na cabeça, acima do umbigo até o topo do crânio. Essa é a área de água do corpo. Nessa zona estão localizados o coração e os pulmões, o cérebro e os órgãos dos sentidos centralizados.

O DCCD de *kapha* é o peito. Também está localizado nos seguintes pontos:

- garganta;
- cabeça;
- traqueia;
- pequenas juntas dos dedos;
- estômago;
- linfa, plasma;
- tecido adiposo;
- nariz;
- língua.

Kapha em equilíbrio confere as seguintes características ao indivíduo:

- proporciona força, estabilidade e resistência ao corpo, tonifica o físico;
- proporciona untuosidade ao corpo, auxilia na flexibilidade e na facilidade de movimentação das estruturas corporais, incluindo articulações e órgãos;

- fortalece as articulações ósseas, auxilia na locomoção e permite realizar com mais facilidade as atividades do dia a dia;
- permite o crescimento e o desenvolvimento adequado do corpo;
- aumenta a imunidade;
- confere entusiasmo, permite controlar o estresse ou enfrentar situações estressantes confortavelmente;
- aumenta o vigor sexual e a virilidade;
- aumenta o conhecimento e a inteligência.

Essas são estruturas que funcionam 24 horas por dia e, portanto, precisam de proteção extra. O corpo d'água, representado na forma de predominância *kapha* nesses locais, permite que essas estruturas funcionem sem esforço.

Kapha em estado de desequilíbrio desencadeia as seguintes situações:

- flacidez e fraqueza de partes do corpo, impossibilitando uma pessoa de realizar atividades da vida diária;
- emagrecimento do corpo;
- letargia, tornando a pessoa preguiçosa;
- perda de interesse pelo sexo, tornando a pessoa impotente e estéril;
- ignorância e idiotice;
- redução da imunidade corporal, tornando a pessoa suscetível a doenças;
- enfraquecimento das articulações do corpo, fazendo com que a pessoa esteja propensa a distúrbios articulares;
- secura excessiva do corpo.

Kapha é predominante no início do dia, de manhã cedo e antes do meio-dia. Nesse momento, o ambiente é frio e untuoso, favorecendo o aumento de *kapha*. Esse aumento é de curta duração. Ao meio-dia, uma vez que o sol está em seu ápice e o calor está aumentado, *kapha* naturalmente diminui, dando lugar a *pitta*, o qual predomina nesse momento do dia.

O acúmulo de *kapha* ocorre no final do inverno. Já o agravamento de *kapha* ocorre na primavera.

Se o agravamento de *kapha* for tratado com intervenções adequadas e conforme o regime sazonal, *kapha* será pacificado por si mesmo na próxima temporada, ou seja, no verão.

Essas variações sazonais de *kapha* ocorrem em todas as pessoas nessas estações, como regra. Por outro lado, se a agravação de *kapha* não for tratada na primavera, ela não diminuirá no verão. Na verdade, *kapha* sofre uma agravação adicional com a disponibilidade de fatores etiológicos favoráveis ao seu aumento patológico e em razão da ausência de fatores opostos.

Kapha tem conexão com linfa, músculo, gordura, medula óssea, órgãos reprodutores, fezes e urina. Está localizado nesses tecidos e excrementos.

Em seu estado de equilíbrio, *kapha* permite que os processos de eliminação funcionem adequadamente. Quando está desequilibrado, ele contamina os mesmos tecidos e excreções e causa muitas doenças.

Kapha é predominante durante a infância e no início da adolescência. Essa é a fase da vida em que a pessoa está ativamente em crescimento, desenvolvimento e maturidade. Esse também é um período em que a criança ou o adolescente está tentando adquirir conhecimento e sabedoria para criar uma base para sua vida futura.

Assim, *kapha* ajuda a alcançar todas essas virtudes. Como esse *dosha* é representante da água, há chances de que as atividades metabólicas e outras funções diminuam no corpo. Portanto, a criança e o adolescente devem ser defendidos e incentivados a se envolver em atividades físicas e jogos regularmente.

Por outro lado, o aumento de hormônios na transformação da infância para a adolescência colocaria a criança em oscilações emocionais e confusões. *Kapha*, quando em estado de equilíbrio, lidaria com acessos de raiva naturalmente. Para crianças hiperativas, durante essa fase da vida, devem ser encorajados o consumo de alimentos e a prática de atividades que mantenham o *kapha* alto e equilibrado, enquanto a própria pessoa verifica o pico de *pitta*, que pode ser observado pelas oscilações de humor relacionadas à irritabilidade e à agressividade, e o conduz para o equilíbrio.

A capacidade digestiva é influenciada por todos os *doshas*. Quando *kapha* influencia o fogo, este permanece moderado e equilibrado; caso contrário, a pessoa não digere nem mesmo uma pequena quantidade de comida. Também pode haver digestão prolongada, ou seja, esse fogo leva muito tempo para digerir os alimentos – esse caso é chamado de *mandagni*, quando o apetite da pessoa será menor ou variável.

Os sucos nutricionais imaturos não são capazes de nutrir os tecidos. Na verdade, em virtude de sua natureza pegajosa, aderem às paredes dos canais de transporte e causam vários bloqueios. Por isso, os canais não podem conduzir nutrição aos tecidos, o que leva à formação de tecido deficiente, ao acúmulo de *ama* (produto não digerido) nos tecidos, ao bloqueio de células, ao distúrbio do metabolismo celular, ao dano celular e, eventualmente, à manifestação de uma ampla gama de distúrbios metabólicos.

Os sabores picantes, amargos e adstringentes têm qualidades opostas aos de *kapha*, pacificando-o. Os sabores doce, azedo e salgado têm qualidades semelhantes às do *kapha*, aumentando-o.

Os fatores que contribuem para agravação de *kapha* são os seguintes:

- consumo excessivo de alimentos pesados, frios, líquidos e oleosos;
- consumo excessivo de alimentos doces, azedos e salgados e alimentos em que esses sabores são predominantes;
- consumo excessivo de leite e seus produtos, como coalhada e manteiga, como a do tipo *ghee*;
- consumo de cana-de-açúcar e seus subprodutos, como açúcar mascavo e açúcar branco;
- consumo excessivo de doces e preparações à base de farinha;
- nutrição excessiva;
- alimentação muita frequente;
- exercício deficitário, vida sedentária;
- dormir durante o dia, ou imediatamente depois de comer, de manhã cedo, na primavera.

Quando o *kapha* diminui, não causa doenças, mas produz sintomas de deficiência. Por outro lado, pode ocorrer desequilíbrio relativo a *vata* e *pitta*.

Os sintomas de diminuição de *kapha* são os seguintes:

- secura do corpo;
- sensação de queimação dentro do corpo;
- sensação de vazio nos lugares em que *kapha* domina naturalmente e sensação de peso na cabeça;
- sensação de frouxidão nas articulações do corpo;
- sede aumentada;

- debilidade;
- perda de sono;
- vertigem;
- palpitação.

É indicado que a pessoa prefira comida e atividades que aumentam *kapha*. Consumo de alimentos doces, azedos e salgados, aqueles que são oleosos, pesados e frios – todas essas qualidades e gostos aumentam o *kapha*. Nas atividades, citamos todas aquelas que são naturalmente lentas ou trazem letargia, como assistir à televisão e comer deitado, ou seja, atividades associadas ao estabelecimento do ócio.

O aumento patológico de *kapha* também ocorre em seis etapas. Todos os estágios patológicos não são formados em todas as pessoas. Se os estágios anteriores forem tratados no tempo adequado, os estágios posteriores não serão manifestados. As etapas são as seguintes: (1) *sanchaya*; (2) *prakopa*; (3) *prasara*; (4) *sthanasamshraya*; (5) *vyakta*; e (6) *bheda*.

Sanchaya é o estágio em que o acúmulo de *kapha* em seus próprios assentos produz baixa temperatura (hipotermia) do corpo, sensação de peso no corpo e preguiça.

Prakopa é o estágio de agravamento de *kapha* nos locais em que ele ocorre como origem, como estômago, pulmões e articulações, além de haver a liquefação de *kapha*. Produz os seguintes sintomas:

- aversão à comida;
- peso no peito, náusea;
- indigestão;
- salivação excessiva;
- peso do corpo;
- preguiça;

- palidez;
- sensação de frio;
- extrema debilidade;
- dispneia;
- tosse;
- sonolência excessiva;
- untuosidade excessiva;
- coceira;
- sensação de peso;
- natureza pegajosa;
- sensação de corpo coberto por um pano úmido ou molhado;
- inchaço;
- indigestão.

Prasara é o estágio de propagação e transbordamento de *kapha*. Nessa etapa, o *kapha* que sofreu agravamento no estágio anterior deixa seus locais de origem e se espalha por todo o corpo. Ele se espalha sozinho ou depois de se misturar com *vata*, *pitta* e sangue.

Da mesma forma, o *kapha* agravado pode seguir três cursos, ou seja, órgãos viscerais, tecidos ou estruturas vitais, ossos e articulações. As doenças são produzidas em qualquer curso de *kapha*, junto da movimentação orgânica dos *doshas* associados.

Sthanasamshraya é o estágio de acomodação de *kapha dosha* nos tecidos, devendo ser tratado com intervenções adequadas quando há sua disseminação. Também pode alojar-se em tecidos disponíveis na direção de seus movimentos. Isso é chamado de *sthanasamshraya* de *kapha* nos tecidos. Aqui ocorre uma mistura viciosa de *kapha* mórbido e tecidos fracos. Esse amálgama é chamado de *dosha dushya sammurchana*, processo obrigatório na produção de uma doença.

Depois de se alojar nos tecidos, o *kapha* os danifica e inicia o processo da doença. Uma vez que o dano aos tecidos apenas começou, a doença não se forma, mas sintomas premonitórios de doença iminente são vistos.

As doenças se manifestam conforme os tecidos ou órgãos nos quais o *kapha* viciado se aloja.

A seguir, listamos exemplos de locais em que o *kapha* pode se alojar e os respectivos sintomas:

- abdômen – tumores, perda de apetite com características de *kapha*;
- bexiga urinária – distúrbios urinários, diabetes, cálculos urinários com características de *kapha*;
- ânus/reto – fístula, hemorroidas com características de *kapha*;
- pele, músculo, sangue – doenças de pele, herpes com características de *kapha*;
- pés – filariose, gota, esporão, dor nas articulações com características de *kapha*;
- corpo inteiro – doenças como febre e tétano.

Vyakta é o estágio de manifestação da doença. Se a doença não é tratada no estágio anterior, quando ela ainda é fraca, o *kapha* viciado danifica ainda mais os tecidos e causa doenças. Essas doenças são completamente formadas e se manifestam fortemente com seus sinais e sintomas bem definidos. As doenças são formadas nos mesmos tecidos e órgãos em que o *kapha* se aloja, na mesma direção e no mesmo curso que ele segue.

Bheda é o estágio de complicações. Se a doença não é tratada efetivamente no estágio de *vyakta*, o *kapha* agravado causa danos graves aos tecidos, levando à manifestação de complicações da doença, que podem ser fatais.

Até aqui, descrevemos cada *dosha* e suas condições de agravamento, bem como a formação de doenças no corpo. Embora os exemplos sejam, em sua maioria, iguais, pois as patologias indicadas têm o mesmo nome, cada *dosha* produz características distintas em cada doença.

O *ayurveda* é um jogo de análise combinatória e, portanto, requer muito estudo antes da proposição de diagnóstico e tratamento.

> **Importante!**
>
> As referidas manifestações são apenas exemplos para efeito de compreensão. A manifestação de doenças em outros órgãos e tecidos deve ser entendida pela mesma perspectiva.

Além disso, é essencial considerar as qualidades de cada um dos *doshas*, pois, como indicado, há herpes com características de *vata*, de *pitta* e de *kapha*, por exemplo, e identificar essas minúcias é essencial para a criação do protocolo terapêutico.

3.2.2 *Pañca mahābhūta*

Apte (1985), no *Pratical Sanskrit – English Dictionary*, apresenta a seguinte definição para a palavra *bhūta*: "qualquer ser", senciente, insensível ou divino; "criaturas em geral"; um espírito, fantasma.

O termo pode se referir também a uma ocorrência real, um fato (*bhūtārtha*), além de ser uma expressão simbólica para o número cinco. No singular, a palavra *bhūta* significa "qualquer um dos cinco elementos". O significado popular de *bhūta* é "toda a criação", móvel ou imóvel, e os seres empíricos contidos em uma contextualização histórica (Apte, 1985).

Pañca mahābhūta são os cinco grandes elementos: *ākasa, vāyu, agni, jala* e *prithvi*. A doutrina ayurvédica afirma que toda a matéria do universo é composta por esses cinco grandes elementos, e a combinação de cada um deles em proporções distintas traz toda a variedade de sistemas e objetos existentes.

Anteriormente, abordamos os *doshas* em muitos detalhes. Apesar de se tratar apenas do começo de nossa jornada, já foi possível perceber a importância e a influência dos *doshas* no corpo e nos ciclos naturais da vida de cada pessoa.

Mas, afinal, do que os *doshas* são feitos? Se os cinco grandes elementos retumbaram em seus pensamentos, ótimo!

Então, para a formação dos *doshas,* temos a combinação dos cinco elementos em pares.

Logo, *vata* é a combinação de *ākasa* e *vāyu; pitta* é a combinação de *agni* e *jala; kapha* é a combinação de *jala* e *prithvi.*

E o que significam todos esses termos?

Cada um dos termos apresentados carrega em si a potência formadora de cada elemento. *Ākasa* é traduzido como "espaço", porém preferimos afirmar que é o espaço vazio; *vāyu* é vento, é movimento, é ar; *agni* é fogo; *jala* é água; *prithvi* é terra.

Dosha foi definido como aquele que é um dos componentes de *prāṇa* (vitalidade) e desempenha um papel importante na fisiologia e na patologia, pois abrange amplamente o mundo animado e inanimado, animais, plantas e minerais. Os *doshas* têm uma ampla gama de funções.

Quando o *prāṇa* (vitalidade) entra no corpo material, os três *doshas* – *vata, pitta* e *kapha* – emergem para assumir as funções fisiológicas. *Vata* consiste em espaço vazio e ar; *pitta* é constituído por fogo e água; e *kapha* é feito por água e terra. Eles são observados nos *dhātus* (tecidos e sistemas) e *mala* (excreções), em razão de sua influência na formação de cada um dos tecidos, nas fases tanto patogênicas quanto excretórias.

O mundo segue a regência de manutenção por meio do ar, do sol e da lua e por todas as forças e funções de movimentos, recepção e liberação. Assim, o corpo é mantido pelos três *doshas* (*vata, pitta* e *kapha*) com as respectivas funções. *Dosha* é assim chamado porque define o *prakṛti* (compleição humana), bem como produz anormalidades, desempenhando um papel vital na fisiologia e na patologia dos seres vivos.

O conceito de *dosha* foi desenvolvido pelos grandes sábios de *ayurveda* para facilitar a observação da dança dos cinco elementos nos seres vivos, visto que sofremos alterações abruptas pela modificação da natureza, pelas emoções e, ainda, pela digestão. Nos seres inanimados, essa dança de elementos também ocorre, todavia ela é muito lenta.

Embora o *śarīra* (corpo humano) seja composto de *pañca mahābhūta*, ele atinge a vida apenas quando *ātma* (espírito), *indriya* (sentidos) e *manas* (mente) se juntam a ele. *Dosha*s são as unidades de manifestação e influência dos elementos no corpo vivo e são responsáveis por todas as suas funções.

A palavra *dosha* é derivada do verbo *duṣa*, que significa "viciar". No estado normal de equilíbrio, os *doshas* sustentam o corpo, mas, quando viciados, produzem a doença. O *dosha* desempenha um papel importante na patogênese, no diagnóstico e no tratamento das doenças.

Podemos afirmar que os *doshas* são os principais constituintes do corpo e são responsáveis pela homeostase quando presentes em estado de equilíbrio.

Doshas também determinam a natureza, ou constituição psicofisiológica, de um indivíduo. *Doshas* são capazes de viciar os diferentes tecidos corporais quando se desviam do estado de equilíbrio, podendo desencadear doenças. Essa discrepância dos *doshas* foi descrita anteriormente, incluindo as formas de manifestação em cada fase do desequilíbrio até que se forme a doença propriamente dita.

Os *doshas* são de duas classes:

1. *śārīrika* (corporal): *vata, pitta* e *kapha*;
2. *mānasa* (psicológico): *raja* e *tama*.

Então, podemos concluir que a má expressão, ou seja, a forma equivocada sob a qual se expressam, e a manifestação, equivocada ou harmoniosa, dos cinco elementos são chamadas de *doshas*.

3.3 Conceitos históricos

Desde os primeiros tempos, o sistema de manutenção da saúde praticado na Índia era o *ayurveda*, que influenciou praticantes de outros sistemas, como *unani*, no Irã, na Arábia e na Grécia. O *ayurveda* teve suas raízes na cultura, no clima e na atmosfera da Índia. Também se tornou parte do aprendizado do sânscrito e era ensinado onde quer que houvesse escolas dessa língua.

Os livros clássicos sobre o tema ainda são redigidos e estudados em sânscrito e, para que possamos aproveitar ao máximo esses ensinamentos, o estudo dessa língua ainda é enfatizado.

O *ayurveda* era a primeira opção de tratamento de saúde, pois proporciona alívio aos seus pacientes com a ajuda de ervas e plantas comumente disponíveis nas aldeias, sem depender de fármacos caros. O *ayurveda* desenvolveu o uso de minerais, utilizados como *rasa* (mercúrio) ou *bhasma* (calcinados), preparados de acordo com seus próprios métodos, que não podiam deixar de ser baseados em um conhecimento profundo da química. O conhecimento dos medicamentos ayurvédicos era comum, e muitos remédios caseiros eram bastante eficazes para doenças comuns.

Há registros históricos que contam que o *ayurveda* era a principal opção de cuidados de Gengis Khan e seu exército.

Os primeiros registros escritos desse conhecimento datam de antes de 7000 a.C. Nessa época, muita coisa acontecia no mundo, como a domesticação dos cavalos e a publicação do Código de Hamurabi, que conhecemos pelo famoso dito "olho por olho, dente por dente".

E como uma ciência tão antiga pode ser utilizada com sucesso na vida moderna?

As pessoas que receberam esse conhecimento divino o registram como um conhecimento atemporal, pois ele é capaz de resistir a todas as guerras, a todas as alterações e intempéries que os homens podem sofrer, visto que ele é divino, orgânico, natural e, portanto, essencial.

Segundo o *ayurveda*, o corpo humano foi desenvolvido para durar 120 anos. Tendo em vista essa premissa, os livros clássicos trazem todas as orientações e os procedimentos necessários para alcançarmos essa façanha sem que a decrepitude nos assole.

3.3.1 Utilização do *ayurveda*

Anteriormente, descrevemos os ramos de abrangência de tratamento do *ayurveda* na Índia e em alguns países europeus. Infelizmente, nas Américas, podemos utilizar, com a autorização do governo, apenas uma das especialidades.

Mesmo com um oitavo de possibilidades, como é possível alcançar os benefícios de reequilíbrio da saúde? Por meio do jogo de análise combinatória entre os cinco elementos, os cinco *doshas*, e as capacidades digestivas.

Com a correta anamnese, é possível verificar qual *dosha* ou qual elemento está em aflição na pessoa. Pode-se, então, aplicar a visão das características de cada elemento aflito e escolher a medicina ou o tratamento para aquele indivíduo.

Você sabe qual é a etimologia da palavra *medicina*?

Medicina vem do latim e significa "cura", mas, antes da Era Moderna, *medicina* não era uma palavra isolada como a que conhecemos hoje; ela era acompanhada pelo termo *ars*, também do latim, que significa "arte". Então, no latim, teríamos *ars medicina*, ou seja, a arte da cura (Torrinha, 1942).

Com o passar dos anos e das invasões que muitas populações sofreram, o termo foi alterado e simplificado, pois as medicinas tradicionais passaram a ser vistas como ineficazes (Torrinha, 1942).

No Brasil, a profissão de terapeuta *ayurveda* ainda passa pela tramitação de regulação. O Projeto de Lei n. 9.358/2017 contempla proposições sobre o tema (Paraná, 2017).

3.4 Aplicação prática

Ayurveda é muito mais do que medicina, é muito mais do que uma dieta, é muito mais do que meditação. Preferimos afirmar que é uma escolha de estilo de vida.

O termo *āyu* vem da palavra original *iṇ gatau*. *Iṇ* é a raiz que significa *gati*, que, por sua vez, significa "movimento", "marcha", "movimento de distanciamento" e "movimento de mudança", e nós caminhamos para o fenecer (Apte, 1985). Todos, em algum momento, chegaremos à nossa última estação.

O termo *veda* significa "compêndio de conhecimento", e todo esse conhecimento conduz as pessoas a entender e alcançar as quatro buscas humanas: *dharma*, que pode ser descrito como a capacidade de fazer o que deve ser feito; *artha*, que gostamos de descrever como a aquisição de tudo aquilo que dê segurança; *kama*, que é capacidade de a pessoa se deleitar com a vida que tem e com os bens que adquire; e, por fim, *moksha*, que é a iluminação, a liberdade e o discernimento.

Depois de nos aventurarmos na visão dos antigos sábios sobre nosso corpo e tudo o que existe no universo, conseguiremos prosseguir juntos nessa incrível jornada de autoconhecimento.

Então, passaremos agora para uma observação mais minuciosa da influência dos *doshas* no corpo e na mente das pessoas.

Naturalmente, começaremos por *vata*, pois utilizar essa ordem auxilia na memorização e nas conexões que precisam ser estabelecidas.

Já vimos que *vata* se caracteriza pelo movimento; a mente *vata* é sensível e criativa, o corpo é esguio e ativo, pode falar e pensar rapidamente. Como principais características, podemos citar, além do movimento, a leveza, a secura, o frio, a aspereza, a irregularidade; existem mais características, mas, por enquanto, vamos nos ater a essas.

Entre as características físicas de *vata* estão a magreza e a tendência a permanecer magro, cabelos finos e secos, tendões e veias aparentes, unhas finas, articulações delicadas e "crocantes", ossos longos, movimentação rápida e constante dos olhos. A pessoa pode ser falante, prefere temperaturas mornas, incomoda-se com o frio e com o vento.

O indivíduo *pitta* demonstra as seguintes características: calor, azedume, leveza, agudeza, fluidez, leve oleosidade, precisão e presença de odores. Na mente, a influência do fogo e da água confere uma mente perspicaz e inteligente e com propensão à raiva, aprende rapidamente e tem boa memória, facilmente assume responsabilidades e se mostra competitivo, demonstra eloquência ao falar, é articulado, organizado e orientado a metas.

Na compleição de pessoas *pitta*, podemos citar a aparência simétrica, o cabelo levemente oleoso, musculatura bem definida e aparente (para que isso aconteça, não precisam empenhar-se na academia), pele elástica, hidratada. Podem ter pintas e sardas, as unhas são brilhantes e flexíveis, são flexíveis nos músculos e nas articulações, transpiram com facilidade, o metabolismo é rápido e preferem as temperaturas amenas.

Com relação às pessoas *kapha*, como características gerais, apontamos o frio, a oleosidade, o peso, a estabilidade, a maciez, a lentidão, a doçura, a viscosidade e a pegajosidade.

A mente *kapha*, em virtude da influência da água e da terra, confere à pessoa estabilidade, resistência e excelente memória, além de visão a longo prazo, mansidão, lentidão para aprender, coragem, tolerância, generosidade e paciência.

No corpo, a pessoa *kapha* apresenta cabelo com aspecto grudento, fios grossos e oleosos, aparência robusta, com tendência a ganhar peso, unhas muito fortes, músculos bem formados, articulações espessas e bem lubrificadas, firmeza, ossos largos e pesados; é muito resistente, tem boa imunidade.

Para que possamos construir um bom corpo e uma boa mente, temos de nos valer dos ensinamentos do *ayurveda*, pois a observação da capacidade digestiva do indivíduo faz uma importante diferença, sendo um dos grandes trunfos desse método.

Há um conceito que nos ajuda a observar essa eficiência: aquilo que não é corretamente digerido produz o que chamamos de *ama* e, quanto mais *ama* for gerado no corpo, maior será a possibilidade de a pessoa adoecer.

3.4.1 Estilo de vida

O *ayurveda* sugere três orientações para qualquer tipo de desequilíbrio: rotina, moderação e equalização dos ritmos naturais associados aos *doshas* e ao *agni*.

Costumamos afirmar que, antes do *ayurveda*, as funções corporais parecem a fanfarra da oitava série e, com o *ayurveda*, o ritmo do corpo alcança a excelência das grandes orquestras sinfônicas.

Considerando e respeitando as necessidades associadas às fases da vida e às estações do ano, alcançamos os ritmos que nos são essenciais.

Para usufruir de um estilo de vida baseado no *ayurveda*, é preciso trabalhar em direção a esse objetivo, e ajustar a rotina é essencial. Cabe lembrar que nossa rotina não inclui apenas dormir e acordar, mas também as escolhas que fazemos, pois aquilo que fazemos com consistência determinará nossa vida.

Esses ajustes nos direcionam a alcançar a saúde no dia a dia e, quando esse objetivo for alcançado, será muito mais do que uma medalha ou apenas uma conquista, ele fará do indivíduo a pessoa que sempre esteve destinado a ser.

Como afirmamos, os *doshas* oscilam e podem aumentar, diminuir ou estagnar. É possível identificar essa oscilação de modo consistente, observando-se alguns sinais.

Os sinais de *vata* em desequilíbrio são os seguintes:

- mente – dificuldade de concentração, insônia, sensibilidade aos sons e aos estímulos visuais e táteis, exaustão;
- corpo – forte intolerância ao frio, incapacidade de ficar parado ou sem fazer algo, tensão muscular, constipação, gases, desejo por alimentos doces, salgados ou azedos, cansaço ou dor nas articulações, propensão ao adoecimento.

Os sinais de *pitta* em desequilíbrio são os seguintes:

- mente – irritação e temperamento explosivo, propensão ao julgamento de si e de outrem, comportamento competitivo exacerbado;
- corpo – intolerância ao calor, sensação de queimação pelo corpo, mas especialmente nos olhos, pele do rosto avermelhada, fotofobia, muita sede ou muita fome, diarreia, aumento da sudação, irritações na pele, desejo por alimentos doces e frios, sabor azedo nos arrotos.

Os sinais de desequilíbrio de *kapha* são os seguintes:

- mente – desânimo e falta de clareza mental, apego;
- corpo – pele excessivamente fria, perda de apetite e de fome, redução da percepção de cheiro e sabor, ganho de peso, sensação de peso e letargia, cansaço, dificuldade para se movimentar, caspa e excesso de oleosidade no couro cabeludo, aumento de muco, propensão a resfriados.

Além dos *doshas*, é necessário considerar a força do *agni*, pois, quando ele está fraco, a pessoa recebe os seguintes sinais: indigestão, gases, fadiga após as refeições, intolerância e alergias a alimentos, refluxo, azia, presença de alimentos não digeridos nas fezes.

A palavra que se usa no *ayurveda* para ajustar essas oscilações é *pacificar*.

Para **pacificar** *vata*, a chave é a regularidade. Então, estabelecer rotinas e mantê-las é essencial para a pacificação desse *dosha*. Além da regularidade, exercitar a contemplação, relaxar, receber *abhyanga* (aplicação de óleo aquecido no corpo) são boas sugestões, bem como beneficiar-se por meio da alimentação, favorecendo o consumo de alimentos de sabor doce, salgado e azedo.

Os alimentos que, de maneira geral, são favoráveis para equilibrar *vata* são: manjericão, funcho, gengibre, canela, cardamomo, cominho, cúrcuma, sálvia, alecrim, sal rosa, cana-de-açúcar, frutas azedas, doces, amêndoas, semente de abóbora, leite de vaca, lentilhas vermelhas etc.

É importante lembrar que essas sugestões são genéricas e não houve anamnese e caso clínico indicado aqui.

Vata em equilíbrio propicia ritmo adequado da respiração e correta eliminação das excreções.

Para **pacificar** *pitta*, a chave é a moderação. Buscar atividades na água e sem competição, tomar banhos frescos e expor-se à luz da lua são ações que trazem grandes benefícios.

Os alimentos sugeridos em geral para equilibrar *pitta* são: feno-grego, erva-doce, coentro, cardamomo, cominho, menta, hortelã, pimenta-longa, água de rosas, sal rosa, mel fresco, uvas vermelhas, maçãs doces, abacate, banana, frutas silvestres, peras, tâmaras, figos, ameixas, legumes cozidos, grão de bico, feijão-azuqui, azeite de oliva, óleo de coco, sementes de girassol, leite de coco e de amêndoas.

É importante lembrar que essas sugestões são genéricas e não houve anamnese e caso clínico indicado aqui.

Pitta em equilíbrio traz discernimento, boa digestão e bom ânimo.

Por fim, para **pacificar** *kapha*, a chave é o estímulo. São ações importantes: banhos mornos, música ativa, conversas estimulantes, aprender novos assuntos, estimular o corpo passando pós de ervas antes do banho e atividades físicas intensas.

Na alimentação, deve-se preferir os sabores amargos, picantes e adstringentes, evitando alimentos pesados e difíceis de digerir.

De maneira geral, alimentos recomendados para equilibrar *kapha* são: anis, feno-grego, pimenta-caiena, noz-moscada, mostarda, coentro, sal rosa, mel, abacaxi, frutas adstringentes (como caju, banana-verde, mamão papaia), frutas secas, gengibre, espinafre, couve-flor, almeirão, beterraba, aspargos, grão-de-bico, *tofu*, azeite de oliva e mostarda.

É importante lembrar que essas sugestões são genéricas e não houve anamnese e caso clínico indicado aqui.

Kapha em harmonia traz coesão, força, perseverança e constância.

3.4.2 Terapias corporais

O objetivo dos tratamentos indicados a seguir é pacificar os *doshas* também e fortalecer os tecidos.

No livro clássico *Astanga Hrdayam*, Murthy (2016b) traz um entendimento mais amplo de cada uma das terapias mencionadas a seguir.

Abhyanga

A aplicação direta de substâncias terapêuticas no corpo ajuda a rejuvenescer o *dhatus* (tecidos) e apoia a função de todo o corpo ou de uma parte específica do corpo; após a consulta, o terapeuta poderá saber que óleo usar. Essa terapia se chama *abhyanga* e é aplicada no corpo todo. O óleo é morno e medicado com ervas, com o objetivo de atender aos desequilíbrios identificados no corpo. Além de auxiliar na organização dos *doshas*, alivia dores e aumenta a imunidade, mas não deve ser aplicado na presença de *ama* (produto não digerido).

Swedana

Swedana é uma terapia clássica e consiste em um banho de vapor com ervas, em que a cabeça do cliente não recebe o calor. Depois de receber a oleação no corpo, a pessoa é dirigida à caixa de vapor e lá permanece pelo tempo adequado e suficiente para se beneficiar do vapor herbal.

Shirodhara

Shirodara vem de *shiro*, que significa "cabeça", e *dhara*, que significa "pote". Nessa terapia, a pessoa recebe na cabeça, continuamente, um fluxo de líquido que escorre do pote. Trata-se de uma terapia que deve ser aplicada com cuidado.

3.4.3 Medicamentos

Na visão do *ayurveda*, todas as substâncias têm efeito terapêutico, pois sempre que selecionamos um medicamento consideramos seu sabor, suas características e sua potência.

As formas tradicionais de preparo são os pós, as pílulas, as pastas, as decocções, os vinhos medicados e os óleos medicados.

3.5 Indicações

O *ayurveda* sugere, recomenda e incentiva que as pessoas resgatem as próprias conexões com os ciclos naturais, que passem a entender seu propósito neste mundo de maneira inteligente e conectada com o universo, que nos propicia estar e permanecer aqui.

Toda a tradição védica é composta de elementos altamente espirituais de sabedoria e conhecimento puro revelados por meio dos corações de seres iluminados. Não é uma criação feita pela mente do homem, e sim uma revelação aos corações meditativos dos sábios daquela época. Essa sabedoria ancestral veio das cavernas e montanhas da Índia, onde os sábios tinham *ashrams* (monastérios indianos) e discípulos. Alunos foram estudar com eles e transmitiram o conhecimento da mesma forma que experimentaram, ou seja, em um profundo estado de meditação e contemplação.

Como a música escrita não tem melodia, o mantra escrito tem pouca energia. Por essa razão, os sábios acreditavam que os mantras não deveriam ser escritos. Eles transmitiram esse conhecimento de uma alma para outra por meio da tradição oral.

O conhecimento do *ayurveda* foi passado para nós em versos ou pequenas frases, e a sabedoria que esses poemas contêm já traz o medicamento por meio do som, pois este tem a capacidade de desbloquear a mente incrédula e questionadora.

A compreensão desse conhecimento e de seu significado intrínseco requer a orientação de um professor.

Uma semente é uma árvore em forma diminuta. Um verso da tradição védica é como a semente. A semente pode ter muitos significados e pode descrever uma variedade de formas: uma pequena muda, uma árvore madura, flores, frutas ou nozes. É claro que a semente abraça a totalidade. É o microcosmo dentro do macrocosmo. Isso é verdade também para um sutra.

O *Charaka Samhita*, compilado aproximadamente em 400 a.C., é o mais antigo texto ayurvédico em sânscrito e ainda existente e descreve tudo o que a pessoa precisa para poder alcançar a plenitude de viver.

A intenção de conhecer o *ayurveda* já possibilita a homeostase.

Então, este capítulo, no contexto deste livro, contém toda a árvore, pois aqui está a semente, abençoada e iluminada pelas mãos daqueles sábios que, hoje, na forma dos queridos professores desta autora, puderam se manifestar por meio das palavras descritas aqui. Podemos dizer que essas palavras não são da autora deste capítulo; são o canto, são o sussurro de uma tradição que canta e honra a vida e o universo desde os tempos imemoriais.

A indicação é de alma para alma, de coração para coração, pois toda terapia integrativa baseia-se no amor incondicional.

Síntese

O acesso às informações deste capítulo permite o início da construção do pensamento ayurvédico na mente de um cidadão ocidental.

Por meio dessa conexão, a percepção do mundo e dos ciclos de vida de cada indivíduo, associada à visão ancestral desse precioso conhecimento, começa a nos habilitar a perceber a importância do respeito incondicional à natureza.

Conectar-se à elegância de cada estágio da existência, de cada estação de ano, de cada ciclo do dia possibilita entender como é possível encontrar o padrão de homeostase de cada ser.

Entender sobre os *doshas* e sua importância na composição, no equilíbrio e no adoecimento do corpo físico e emocional é um fundamento irrefutável da necessidade de se conhecer e acessar a ancestralidade.

Aprender a observar a oscilação e a modificação de cada elemento de acordo com as influências naturais dos ciclos de vida é uma forma de garantir vida longa e plena, definitivamente.

Questões para revisão

1. *Vata* apresenta três grandes qualidades dos *doshas*, quais sejam, *sattva, tamas* e:
   a) *rajas*.
   b) *sattva*.
   c) guru.
   d) manda.
   e) *sheeta*.

2. *Rajas* representa todo o movimento e as ações que ocorrem no corpo. Essa qualidade deve ser mantida em equilíbrio, pois, quando perturbada, pode gerar:
   a) euforia e disposição.
   b) hiperatividade, raiva, ira, ansiedade, agressividade.
   c) amor incondicional.
   d) excesso de sono.
   e) medo.

3. A forma como o *ayurveda* sugere que vejamos o mundo trouxe a necessidade de nos aventurarmos nessa nova possibilidade; a fim de observar a movimentação dos elementos nos indivíduos, criou-se a combinação desses elementos em pares. Sobre o tema, analise as relações a seguir.
   I) Espaço vazio + ar = *vata*
   II) Água + terra = *kapha*
   III) Água + fogo = *agni*

Agora, assinale a alternativa correta:

a) Apenas as sentenças I e II estão corretas.
b) Somente a sentença II está correta.
c) As sentenças I e III estão corretas.
d) Somente a sentença III está correta.
e) Somente a sentença I está correta.

4. Elabore um quadro comparativo com as características de fisionomia mais marcantes em cada *dosha*.

5. Uma premissa da tradição védica é que todo ser humano deve buscar o conhecimento para encontrar a liberdade. Se o conhecimento é liberdade, a melhor maneira de alcançá-lo é por meio de *moksha*. O que é *moksha*?

Questões para reflexão

1. O interesse do Ocidente na tradição védica se fortaleceu a partir dos anos 1960, período em que a banda inglesa The Beatles teve a oportunidade de viajar para a Índia a fim de participar de um retiro espiritual (Barreto, 2022). Considerando isso e observando o cenário da época, descreva a relação da sacralidade com a música da tradição védica e o *ayurveda*.

2. A busca do entendimento de si pode ser proporcionada pelos estudos da tradição védica e pelo amor ao conhecimento que vem do uso da filosofia em nosso dia a dia. Tendo isso em vista, explique por que os ensinamentos da tradição védica são vistos como atemporais.

3. Os *doshas* conferem dinamismo às avaliações dos desequilíbrios, pois, a partir da exacerbação ou da estagnação de determinado elemento, pode-se escolher o antídoto para o tratamento ou para o reequilíbrio do ser. Explique como isso é possível.

4. Todos os componentes do corpo – células, tecidos, sistemas e órgãos – necessitam de conexão, ligação e aderência, pois somente assim são capazes de funcionar de modo orgânico, ou seja, harmonioso e integrado. Considerando essa afirmação, explique a importância do *dosha kapha*.

5. Além de controlar a mente e os sentidos, *vata* coordena diferentes atividades dentro do corpo, integrando e alinhando essas funções, trazendo sincronia e ritmo adequados para as funções do corpo. Explique a importância de *vata* em nosso organismo.

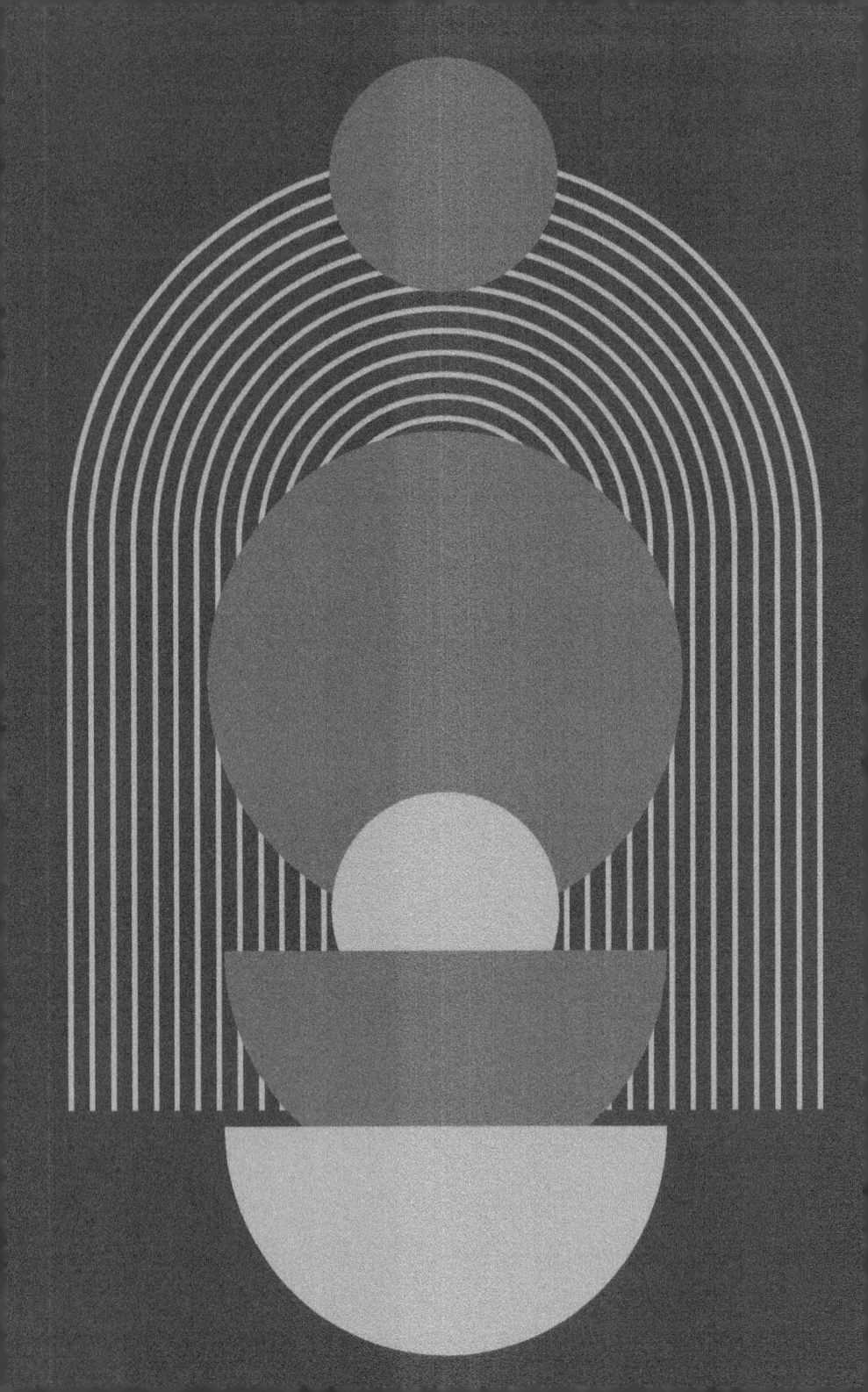

Capítulo 4
Meditação

Giani Rúbia de Aviz

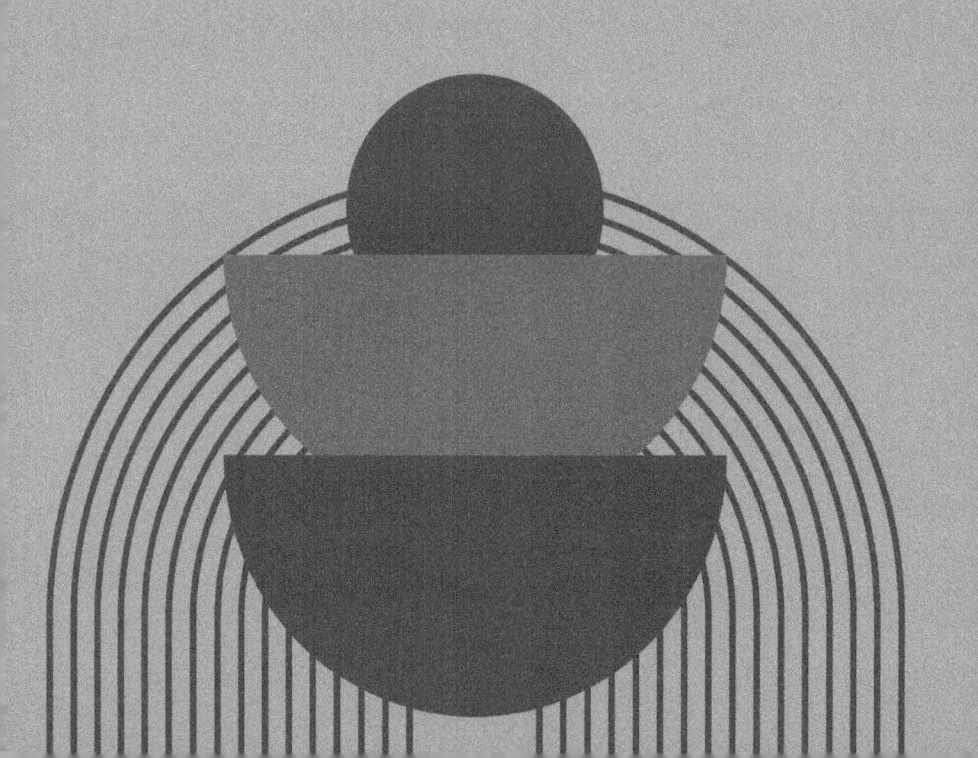

Conteúdos do capítulo:

- Definição da prática.
- Conceitos básicos sobre a meditação.
- História da meditação.
- Aplicabilidade da meditação em diferentes contextos.
- Estudos sobre a meditação.

Após o estudo deste capítulo, você será capaz de:

1. simplificar e compreender conceitos básicos sobre a meditação;
2. contextualizar o motivo pelo qual a prática de meditação se insere nas Práticas Integrativas e Complementares em Saúde (Pics);
3. compreender os tipos de meditação;
4. elucidar parte do contexto mundial e brasileiro em que a meditação está inserida;
5. conectar informações de diferentes áreas de conhecimento à meditação.

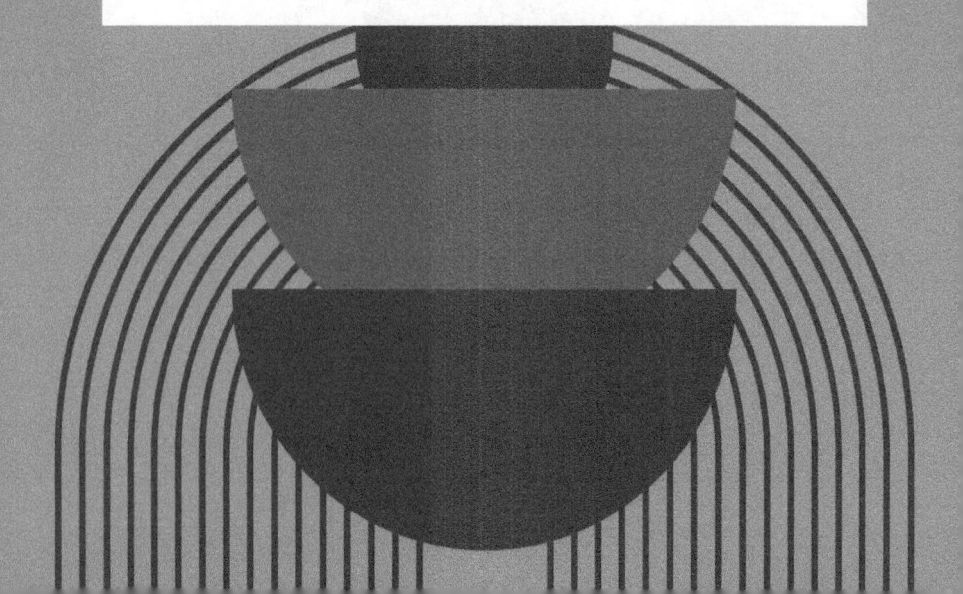

Por meio da meditação, integramos nossos corpos, emoções, pensamentos e voltamos a nos colocar como responsáveis de nosso papel como indivíduos sociais. Retornamos à autorresponsabilidade que nos expande em possibilidades e realizações, fluidez, consciência e mudanças. Conseguimos nos blindar contra a dependência do externo para a realização e percepções consideradas importantes e individuais, voltamo-nos para o autodesenvolvimento, o autoconhecimento, a autogestão e o autocuidado.

A meditação está longe de ser uma técnica puramente espiritual, de conotações religiosas ou inclinada para uma cultura específica. Existe muita desconstrução para que a prática de meditação seja compreendida em sua essência.

Todo o nosso meio de sobrevivência, de alguma forma, passou pela consciência e carregará o corpo com reações, emoções e significados, resultando em associações que moldam nossas memórias culturais, familiares e até mesmo genéticas. A mente é todo o sistema operacional funcionando para a sobrevivência, pela busca da felicidade, pela transformação dos aspectos individuais e dos significados que atribuímos a cada experiência.

Conforme o psiquiatra Augusto Cury, em seu livro *Inteligência socioemocional* (2019, p. 13), "Mentes felizes e saudáveis têm maior possibilidade de formar mentes livres, contemplativas e bem resolvidas". Orientar e disseminar informações que incentivem a prática de meditação vai ao encontro do desenvolvimento de pessoas felizes por si sós e capazes de discernir sobre suas escolhas, além do campo do julgamento, da crítica, da competitividade e da influência externa.

O excesso de informações em que o mundo está inserido tem tornado as pessoas ansiosas, reduzidas em capacidade de pensamento próprio sobre o medo de julgamentos em massa, sendo possível observar o desencadeamento de síndromes do pensamento acelerado, bem como de doenças de fundo nervoso, agitação mental, comparações e reações inconscientes para o alcance de níveis de perfeição, *status* ou poder.

As crises emocionais, as síncopes de adolescentes emocionalmente e psicologicamente desorientados, a falsa vida da internet e a falta de convivência social verdadeira são fragmentos de um adoecimento mental, emocional e social latente.

As políticas públicas mundiais e brasileiras já observaram a necessidade de instigar o aperfeiçoamento individual integral e adicionaram a meditação e outras práticas integrativas para a promoção do bem-estar e o desenvolvimento da qualidade de vida como ferramenta voltada à atenção da saúde primária, indispensável para a população.

4.1 Definição da prática

Para muitos, a meditação é sinônimo de se colocar sentado em uma posição desconfortável e ao lado de um incenso queimando. Talvez também venha à mente a imagem de uma pessoa em pé, equilibrada em uma perna só, com o rosto sereno, os olhos fechados, expressando a maior plenitude já encontrada.

Afinal de contas, o que é meditação?

A meditação pode ser entendida como uma prática de centramento, realizada durante um determinado tempo, mas sem o esforço que a concentração exige. Essa prática pode ou não estar vinculada a um objeto, uma imagem, um som, uma atividade, um sentimento, um pensamento, um movimento ou uma sensação. Ela pode ser antecedida por inúmeros rituais de preparação ou podemos apenas respirar e meditar.

Confundida por muitos, distorcida por alguns e indicada para todos, a meditação é considerada uma prática terapêutica simples e, ao mesmo tempo, extremamente profunda, que exige tempo, dedicação e observação. O que a meditação tem a oferecer para a saúde mental, física, emocional e social, isto é, para a saúde integral?

4.1.1 Meditação: prática individual, resultados coletivos

Meditar não é se tornar reflexivo de modo intencional sobre algum assunto, tampouco significa relaxar para dormir melhor. Para que possamos refletir sobre algo, precisamos nos questionar, usar a mente de maneira ativa e direcionada sobre algum ponto de vista. Quando relaxamos, colocamo-nos nesse movimento de modo proposital, o que também não é meditação.

Ressignificar a meditação, ou seja, desconstruir as imagens divulgadas por meio de revistas, filmes, televisão e redes sociais, permite compreender que a meditação vai além do sagrado, das práticas religiosas, das montanhas do Himalaia, das posições equilibradas do *yoga*, dos olhos fechados ou dos mantras em sânscrito.

Quando fazemos escolhas conscientes, estamos meditando. Alguém já lhe apresentou essa visão de meditação? Ao escolhermos com a consciência nossos pensamentos, emoções, sensações e atitudes, entramos em estado de meditação, que é o estado de presença, a manifestação da consciência. Os hábitos que desenvolvemos, bem como as escolhas sobre alimentação, livros, relacionamentos, pensamentos e palavras, são resultado da meditação, da atuação consciente desenvolvida como praticantes de um tipo de centramento, também chamado de *meditação*.

Enquanto você está lendo estas linhas, sua meditação é este momento de centramento na leitura. Pode acontecer também que a mente esteja lhe trazendo preocupações futuras ou lhe mostrando situações de seu passado de modo repetitivo. Orientar a mente, escolhendo onde ela deve focar, de maneira consciente, e permanecer nessa atenção é meditação.

Tornar-se uma pessoa que pratica a meditação é simples, acessível, prático e possível. Toda meditação é livre de crença ou fé para que apresente resultado na vida de quem praticar. Orientar a mente em um sentido mais positivo e benéfico não exige uma pós-graduação, um mestrado, um local sagrado, um ano sabático ou uma formação na Índia.

Ao voltar a agir, pensar, falar e ouvir conscientemente, a pessoa se coloca à frente do pensamento inconsciente que desenvolveu e com o qual se acostumou a viver. Talvez esse seja o principal benefício que a meditação traz para os praticantes: a retomada de consciência que permite tomar posse da experiência real, de certa forma, de quem verdadeiramente a pessoa é.

Por meio da consciência individual, alcançada ao praticarmos a meditação, restabelecemos a conexão consciente em relação às interferências da mente nas emoções e em nossas ações. Criamos um movimento de pensar e agir diferente, vamos influenciando nosso trabalho, nossa família, nossos amigos por meio de exemplos escolhidos de maneira consciente.

Não é possível delegar a prática para uma pessoa e ficar com os benefícios, não existe a possibilidade de transferir com total compreensão o que a meditação pode trazer de efeitos de uma pessoa para outra. Como uma prática individual, seus efeitos também o são.

As pessoas que auxiliam ou conduzem as práticas de meditação são pessoas com experiências vinculadas à prática, que podem falar dos estudos, dos textos antigos, dos relatos de outras pessoas e dos próprios relatos acerca da meditação. A meditação pode ser explicada e estudada, mas será realmente compreendida se for praticada.

Os estudos científicos relacionados à mente dos monges e praticantes de longas horas de meditação já são sinais claros de que o comportamento humano está se transformando quanto aos meios de busca da felicidade, da saúde e de qualidade de vida. As características desenvolvidas por tais praticantes e que vêm sendo valorizadas e reconhecidas são: a benevolência, a bondade, o amor incondicional, uma vida de altruísmo e felicidade, menos estresse e doenças.

4.1.2 Simplicidade prática na atenção integral

A base da vida é a respiração: um dos movimentos inconscientes mais importantes para nossa sobrevivência e que vamos esquecendo ao longo do tempo. Só voltamos a perceber nossa respiração quando nos falta ar ou sentimos dor no peito.

Entrar em meditação, centrando a mente no ar que entra e no ar que sai do corpo, é a prática mais simples e poderosa que alguém pode incluir na rotina. Trazer para dentro do corpo uma maior quantidade de ar resulta em uma fisiologia corporal que responde melhor: os batimentos cardíacos se estabilizam, a pressão sanguínea diminui, o corpo é inundado por mais fonte de energia e segue mais harmonioso em seu estado de homeostase. Isso é meditação!

O Ministério da Saúde, no âmbito da Secretaria de Atenção à Saúde, por meio do Departamento de Atenção Básica, reconhece a meditação como uma prática integrativa e complementar no

Sistema Único de Saúde (SUS) por meio da Portaria n. 849, de 27 de março de 2017 (Brasil, 2017a), junto a outras terapias.

A prática de meditação se enquadra na abordagem integral, levando em consideração a visão ampliada dos processos de saúde/doença e promoção do bem-estar e qualidade de vida para a população, assim como a promoção do autocuidado. Pode ser ensinada, de modo que o indivíduo a pratique sozinho, incentivando o autocuidado e o autodesenvolvimento.

O Manual de Implantação de Serviços de Práticas Integrativas e Complementares no SUS (Brasil, 2018b, p. 25) classifica a meditação entre as "Práticas Corporais e Mentais", junto ao *reiki*, à massagem e a outras práticas. Recomenda-se a periodicidade de uma vez por semana para as sessões de meditação oferecidas pelo SUS, assim como a realização da prática em domicílio de modo individual (promoção do autocuidado) diariamente. Apresentam-se como benefícios da prática a ampliação das percepções físicas e emocionais, o estímulo ao bem-estar, a redução de estresse, o relaxamento e a redução da hiperatividade e dos sintomas de depressão.

O conceito de meditação proposto pelo SUS diz respeito ao centramento, à harmonização dos pensamentos e ao foco atento, mas sem discriminação ou análise do pensamento. É recurso na promoção da melhora do humor, da ampliação da atenção e da concentração.

A Portaria n. 849/2017, que formaliza a meditação, apresenta até mesmo o conceito budista de *samadi* (*samadhi* ou samádi) para descrever o que é meditação: o estado de concentração da mente, a desidentificação do ego e o retorno aos estados de êxtase por meio dos sentidos. Esse estado tem a predominância de sentimentos e qualidades positivas, como serenidade, bondade, compaixão e alegria (Goleman; Davidson, 2017); o mesmo que os indianos, em sua cultura budista, compreendem como iluminação do ser, despertar ou transcendência do ego.

Estudos sobre a medicina vibracional já se inclinavam a tais relacionamentos. Gerber (2007, p. 353) aponta que a mente é uma das modalidades de cura mais poderosas, que as alterações nas mensagens negativas do inconsciente de um indivíduo exercem influência direta sobre a relação saúde-doença desse indivíduo. As percepções mentais negativas, distorcidas ou incorretas, quando reprogramadas, predispõem o paciente de algum tipo de tratamento ao sucesso. Aqueles que se utilizam de práticas de relaxamento e visualizações, adicionadas aos tratamentos medicamentosos e cirúrgicos, alcançam efeitos mais positivos e redução do tempo de recuperação da saúde.

4.1.3 Atenção integral: uma proposta de saúde

Os recursos terapêuticos oferecidos por meio do SUS e denominados *Práticas Integrativas e Complementares em Saúde* (Pics) entendem o ser humano como unidade indivisível em sua manifestação e reconhecem o quanto fatores sociais, emocionais, mentais e espirituais influenciam e devem ser considerados para a saúde e a qualidade de vida do indivíduo.

A Primeira Conferência Internacional sobre Promoção de Saúde, de 1986, realizada em Ottawa (OMS, 1986), tratou diretamente das diretrizes e intenções sobre qualidade de vida e promoção da saúde para todos, o que foi formalizado por meio da Carta de Ottawa.

Como referência em promoção de saúde, foram estabelecidos pré-requisitos do que seria a saúde, assim como uma definição de como aconteceria a promoção de saúde, entre outras diretrizes. Destacou-se como condição fundamental e recurso para a saúde:

"**Paz – Habitação – Educação – Alimentação – Renda – ecossistema estável – recursos sustentáveis – justiça social e equidade**" (OMS, 1986, p. 1, grifo nosso).

As Pics são baseadas em conhecimentos empíricos, repassados entre gerações para prevenir e tratar diversas doenças, incorporando a sabedoria de outras culturas, de outras medicinas e estudos, utilizados no decorrer dos anos e com resultados comprovados. Algumas práticas já foram denominadas *alternativas* ou *holísticas*. Essas práticas passaram as ser ofertadas e reconhecidas como tratamento adicional aos já usados em tratamentos convencionais.

No Brasil, o movimento de inclusão das Pics à saúde foi crescendo desde o final da década de 1970 e tomou ainda mais força após a publicação da Declaração de Alma-Ata, em 1978, durante a Conferência Internacional sobre Cuidados Primários de Saúde (Declaração..., 1978).

Em documento de outubro de 2001, a Organização Mundial da Saúde (OMS), em seu Relatório Mundial da Saúde (WHO, 2001), na parte em que trata da saúde mental, salienta que muitas doenças mentais estão associadas aos fatores biológicos, psicológicos e sociais. Reconhece que somos seres sociais que exercem influência no meio de convivência, ao mesmo tempo que o indivíduo é influenciado por todas as interações que o cercam, as quais interferem, inclusive, na própria saúde mental. As perturbações mentais deixam de ser desconsideradas ou menosprezadas para se tornarem parcela importante no desenrolar das ações de cuidado à saúde mundial.

Em 2001, a OMS relatou que aproximadamente 450 milhões de pessoas sofriam de alterações ou perturbações mentais e que uma minoria era de fato assistida, em razão dos baixos níveis de investimento em tratamento nesse campo (WHO, 2001). O reconhecimento da OMS em relação à integralidade do ser e à influência de todas as emoções, pensamentos e interações sociais, somado aos novos estudos e avanços acerca das explicações sobre a saúde mental, emocional, física e social, instaurou um novo patamar de ações referentes à saúde mental no mundo.

A Organização Pan-Americana da Saúde (Opas), em 2017, reuniu dados a respeito da saúde mental nas Américas, mostrando um gradual desenvolvimento de políticas públicas, leis, programas sociais e serviços públicos ligados à promoção da saúde mental. Transtornos mentais considerados graves, como psicose, depressão moderada e grave e transtorno bipolar, foram os casos mais numerosos de transtornos mentais atendidos. No relatório de 2018 (PAHO, 2018), a depressão foi o transtorno mental mais incapacitante no âmbito da América do Sul, seguido da ansiedade.

Reconhecer, estudar, organizar, providenciar recursos e compreender as disfunções mentais existentes são atitudes que vão ao encontro de uma política mundial de cuidado integral, tomando-se como referência a promoção e o desenvolvimento de saúde e qualidade de vida, a saúde mental e, consequentemente, a saúde integral.

4.1.4 tenção primária e outras práticas integrativas no Brasil

Para o Brasil, a atenção primária à saúde é o primeiro degrau de cuidado no âmbito individual e para a comunidade atendida pelo SUS. Os princípios do cuidado primário envolvem acessibilidade, continuidade do cuidado, integralidade da atenção, humanização e alguns outros princípios – todos voltados para a proteção e a promoção da saúde, o diagnóstico, o tratamento e a manutenção da saúde integral.

Uma notícia de 2017 (Brasil, 2017c) encontrada no portal do Ministério da Saúde sobre as práticas integrativas evidencia resultados sobre a prática de meditação no SUS em Recife. Sua indicação é reconhecida para depressão, insônia, ansiedade e combate ao estresse. Ademais, menciona-se que o desconhecimento e as inverdades sobre a meditação são pontos importantes a serem esclarecidos para o indivíduo começar a praticá-la. Assim que essas distorções são esclarecidas, a adesão à prática de meditação acontece.

O Relatório de Monitoramento Nacional das Práticas Integrativas e Complementares em Saúde nos Sistemas de Informação em Saúde, de julho de 2020, do Ministério da Saúde, trouxe como dado importante a meditação como prática coletiva ofertada, com o registro parcial de participação de 35.152 pessoas nas 8.818 sessões realizadas no ano de 2019 (Brasil, 2020b). Percebe-se que se trata de movimento crescente, quando se faz a comparação com os anos anteriores.

4.1.5 Meditação e espiritualidade: saúde integral

Tal como observado pela OMS, a espiritualidade faz parte da visão integral do ser: corpo, mente e espírito são inter-relacionados, e o cultivo da espiritualidade está associado ao bem-estar e à promoção e manutenção da qualidade de vida. No SUS, não são apresentados vieses religiosos ou culturais para a prática da meditação.

As práticas espiritualistas individuais são direcionadas para a superação, o amor, a iluminação, a elevação, o encontro com uma consciência superior, qualquer que seja o nome que esta receba. Todas as práticas são de reconexão, e a meditação, indiferentemente da crença ou da religião, está presente como prática por meio da prece (do centramento) ou do silêncio.

As situações de perigo e os momentos de dúvida, doença, desalento ou emergência são momentos em que todos, de alguma forma, recorrem à fé em oração. A manifestação da fé e da confiança em algo maior proporciona a sensação de pertencimento e força, trazendo assim um direcionamento ao indivíduo. D'Angelo e Cortês (2015, p. 743) destacam a visão da falta de fé, dessa concepção de força maior, mostrando que a ciência e a medicina ayurvédica já relacionam estados de desamparo, desespero, apreensão, solidão e falta de perspectiva na vida à falta da espiritualidade.

Para saber mais

Quer aprofundar seus conhecimentos? Consulte o material indicado a seguir:

OMS – Organização Mundial da Saúde. **Carta de Ottawa**: Primeira Conferência Internacional sobre Promoção de Saúde. Ottawa, 1986. Disponível em: <https://bvsms.saude.gov.br/bvs/publicacoes/carta_ottawa.pdf>. Acesso em: 24 ago. 2022.

4.2 Conceitos básicos sobre meditação

Conhecer os conceitos mais básicos sobre meditação significa trazer luz à facilidade e à simplicidade dessa prática terapêutica; não representa, porém, a diversidade de conhecimentos conectados sobre silenciar, centrar ou focar a mente.

A interação entre os fatores internos e externos de um indivíduo influenciam diretamente seus estados de saúde-doença. Reconhecer essas interações permite entender como a mente opera em estados conscientes e inconscientes e como os praticantes de meditação podem apresentar reações e relações internas e externas diferentes daquelas vivenciadas pelos que não praticam a meditação.

4.2.1 Começando do básico

O mundo atual é rápido e dinâmico, disponível em informações durante 24 horas por dia. A mente é utilizada em 100% das atividades. Mas estamos cuidando dela com essa mesma intensidade e frequência?

As práticas integrativas, mais especificamente a meditação, vêm se fortalecendo como práticas terapêuticas, oferecidas pelo SUS e ao redor do mundo. Esse crescimento, infelizmente, vem com o aumento do número de casos de pessoas com depressão, ansiedade e estresse no mundo – casos em que a meditação pode ajudar como forma de tratamento e prevenção. O padrão do pensamento é listado pela OMS como prioritário à definição de padrões comportamentais vistos como saudáveis ou não, social e individualmente.

Se antes existiam dúvidas de que a mente também é tão responsável pelos sentimentos, hoje diversos estudos e comprovações científicas afirmam que a mente é, sim, crucial para a existência de um indivíduo saudável em seus sentimentos, em suas experiências de vida, na forma como canaliza as interferências externas e em suas atitudes enquanto convive em sociedade. A capacidade e a incapacidade de vida têm relação direta com a saúde mental.

A mente é somente uma, mas sua atuação corresponde a duas diferentes formas de processamento: por meio da mente consciente e da mente inconsciente, também chamada de *subconsciente*. Onde a meditação atua? Nas duas! Por meio da consciência, da forma como conhecemos as coisas, emitimos nossos julgamentos, nossas crenças e percepções diante dos acontecimentos da vida, do passado e do futuro. É por meio da mente consciente que delimitamos as possibilidades a partir das escolhas que realizamos e dos significados que atribuímos a elas, os quais ficarão armazenadas no subconsciente ou no inconsciente e serão utilizados no decorrer da vida.

A parte consciente da mente, trabalhando de maneira harmônica, positiva e em seu funcionamento correto, desencadeia no indivíduo uma nitidez, um estado de presença consciente sobre as ações, de modo a manter o pleno equilíbrio das emoções, dos sentimentos, dos pensamentos e da parte fisiológica do corpo. Uma mente em funcionamento inconsciente se perde em meio a tantas possibilidades e associações, atribuindo muitas vezes ao externo o que deveria ser identificado internamente.

A parte limitante que emerge de cada indivíduo está nas percepções fixas que utiliza, não raro inconscientemente, enquanto poderia permitir-se novas percepções ao fazer escolhas conscientes.

Mente consciente

As relações diretas, as definições ou decisões são estabelecidas por meio da consciência na mente consciente. Com base nos discernimentos conscientes, que, como veremos, não são tão conscientes assim, os comandos que enviamos à mente fazem com que tudo trabalhe para o resultado consciente esperado, principalmente no subconsciente. A forma consciente na qual agimos está diretamente relacionada ao inconsciente que guardamos.

É por meio da mente consciente que ocorrem os julgamentos: sim ou não, este ou aquele, as preferências de cor, casa, livro, filme. É a porta de entrada das verdades que vamos construindo durante a vida, por meio de experiências, costumes, meio de convivência e interações que desenvolvemos. Esses pensamentos conscientes, as escolhas, vão formando nossos pensamentos recorrentes, em que já começam a se relacionar com a mente inconsciente ou subconsciente. A recorrência da escolha na mente consciente armazena na mente inconsciente aquela informação como verdade, o que mais tarde podemos associar a outras situações e experiências, nossa galeria de informações.

A parte consciente da mente é preenchida de informações do tato, da visão, do paladar, da audição e do olfato, sendo chamada também de *mente objetiva*, aquela que orienta e direciona, para o bem ou para o mal, dependendo do que a mente trata como verdade.

Algumas vezes, acontecem percepções errôneas, distorcidas e até mesmo influenciadas por situações passadas, familiares e de outras pessoas, e não de fato da experiência presente. Essa associação, mesmo que consciente, pode ser fonte de doença e manifestar reações no organismo para demonstrar o direcionamento incorreto tomado em relação àquela experiência.

As afirmações conscientes restritivas, limitantes, as argumentações bloqueadoras são normalmente associadas às escolhas no âmbito negativo dos pensamentos utilizados com recorrência. Esse hábito de pensar negativo de forma consciente vai desencadeando processamentos negativos de forma inconsciente, ou seja, vai desenvolvendo um padrão de pensamentos negativos: o hábito.

A intensidade com a qual a pessoa considera como verdade uma formulação mental cria internamente uma força proporcional em sensações no corpo. Pensamentos vagos e imprecisos duram pouco e desencadeiam sentimentos e reações menos intensos sobre o indivíduo. Quanto maior a clareza do pensamento e mais tempo a ideia ficar na mente consciente, maior a sensação de verdade exercida na mente, maior o peso daquela informação nos hábitos e maior o espaço mental que o registro ocupará na inconsciência.

Toda forma de escolha, separação e significado é parte da forma consciente da mente. Quanto mais escolhemos a mesma forma, maior é o costume estabelecido em relação às reações, sensações e consequências causadas. E tudo vai se tornando normal, armazenando-se no inconsciente causas e efeitos, hábitos sobre as ações já processadas e entendidas na mente consciente.

Entretanto, nem sempre a escolha consciente é realmente a melhor, pois os momentos em que se desencadeiam sensações de desconforto podem apresentar ao indivíduo sensações não conhecidas, não sentidas e que também são armazenadas. Assim como as boas escolhas vão parecendo normais, as consequências, os resultados das escolhas não tão boas também vão se tornando conhecidos e, aos poucos, vão se tornando comuns, e a mente vai se acostumando ao estresse, ao medo, à raiva e à ilusão.

Essa atenção ao que cada pessoa escolhe como verdade cada vez mais se torna essencial. Até onde as escolhas são conscientes? Todo indivíduo tem a certeza de que o resultado alcançado perante suas ações ocorreu de fato ao se utilizar uma escolha consciente ou se formou a partir das percepções do inconsciente, dos padrões repetidos armazenados? Em estado de presença, atenção plena, a resposta seria sim.

Mente inconsciente ou subconsciente

Aquela infinidade de informações gravadas durante os anos a partir de experiências, ensinamentos, leituras e outros tantos estímulos fica armazenada na mente inconsciente. No subconsciente, não existe discernimento, julgamento ou decisão do que é melhor ou pior, bom ou mau, verdadeiro ou falso. A inconsciência é impessoal, aceita tudo como verdade (já que a mente consciente fez essa distinção primeiramente), daí a importância de cultivar pensamentos positivos e escolhas voltadas para o bem. Quanto mais registros positivos armazenados, mais dessa informação estará disponível para uso.

O inconsciente também é denominado *mente subjetiva*, sede da memória e das emoções. As associações de pensamentos e as sugestões de ideias vindas da mente consciente vão trazendo da mente inconsciente as informações armazenadas até aquele momento, independentemente de serem boas, positivas ou negativas.

Quando inundamos de verdades distorcidas e errôneas a mente, o inconsciente vai se acostumando ao olhar desconcertante, triste, apreensivo, desarmônico ou distorcido para qualquer situação. Afinal, quem distingue entre certo e errado, falso e verdadeiro é a mente consciente, que, por sua vez, já aceitou como verdade o entendimento errôneo e distorcido de antemão. É o processamento natural adquirido.

Como esse entendimento da mente tem relação com a meditação? A importância de observar conscientemente a recorrência dos pensamentos inconscientes por meio da prática de meditação mostra as verdades guardadas, nem sempre classificadas de modo correto pela mente consciente. Esse ato de observar os pensamentos recorrentes por meio da meditação possibilita reclassificá-los ou conferir-lhes novos julgamentos conscientes. Em meditação, é possível treinar a mente para o desenvolvimento de qualidades, como a compaixão, a bondade, o amor incondicional, a calma, a alegria.

O estado mental, a recorrência dos pensamentos inconscientes, é fonte de doença ou saúde: um indivíduo com estado mental negativo produz em seu corpo inibições hormonais prejudiciais para o sistema imunológico, colocando-o em predisposição às doenças. O estresse causado pela falta de hormônios de felicidade e prazer mantém o corpo em estado de alerta e estresse constante, resultando em fadiga mental e física.

Influência emocional na mente

As sensações de conforto e desconforto, por exemplo, são associações mentais, julgamentos, distinções sobre aquilo que cada indivíduo considera aceitável ou não. As sensações decorrentes são função da mente inconsciente, que vai desencadeando reações fisiológicas (sentimentos e sensações) e mentais (novos pensamentos) no corpo.

A atitude mental positiva atua como mecanismo de equilíbrio, amor, compaixão, alegria, esperança e todos os sentimentos positivos possíveis que vitalizam, engrandecem e se relacionam com a ressonância positiva ao bom funcionamento do organismo. Uma mente em atitude negativa trabalha em estados de alerta, de vulnerabilidade, colocando o corpo em constante estresse para retomar o estado de equilíbrio e saúde padrão. O não normal é o estado de desequilíbrio.

Esse afastamento de julgamentos que acontece por meio da meditação, quando a pessoa permanece apenas na observação, possibilita a ela compreender a natureza dos pensamentos, as sensações desencadeadas, as reações do corpo e, principalmente, o estado interno predominante: positivo ou negativo.

Pensamentos destrutivos, como raiva, ódio, medo, preocupação, ciúmes, possessividade, intolerância e comparação, são completamente opostos aos sentimentos naturais do corpo humano quando nasce. Por meio da meditação, a capacidade de reformular as verdades, de estabelecer novas conexões de sentimentos e reações a partir dos pensamentos é a resposta antiga e, ao mesmo tempo, atual para o discernimento, o autocontrole, o autodesenvolvimento, o autocuidado e a promoção da saúde.

A sensação, o envolvimento, a reação e o impacto de cada situação são registros particulares. O que queremos dizer aqui é que a mente inconsciente, no habitual de suas conexões emocionais e reacionárias, trabalha direcionada ao "eu", a "mim", ao ego, o que muitos chamam de *ruminação interna*. O movimento mental, como elucidam Goleman e Davidson (2017), é voltado para a narrativa individual das percepções, dos acontecimentos, dos sentimentos e das reações. A orientação padrão do estado da mente é compreender quais são os desencadeamentos internos e externos que as experiências trouxeram por meio do modo egoico de análise.

A meditação, sem esforço ou julgamento do modo padrão mental (do ego), desconecta o funcionamento da mente sobre as reações individuais (eu, minha, meu) e possibilita a observação de uma realidade livre, ficando apenas nisso. Na meditação, esse padrão mental cessa, permitindo que a observação seja livre dos olhos egoicos.

Todo esse movimento do "eu" é ligado à ideia de que somos o centro do universo dos acontecimentos: um hábito da mente inconsciente. Por meio das práticas meditativas, libertamo-nos do apego mental. No momento em que se está fora desse padrão de pensamento, os sentimentos de liberdade, amplitude e leveza podem manifestar-se, ou seja, os pesos emocionais desencadeados cessam à medida que a prática de meditação vai acontecendo.

Com o distanciamento se fortalecendo, segundo Goleman e Davidson (2017, p. 138), essa liberdade das emoções perturbadoras traz para a vida "uma sensação continuada de positividade e contentamento".

Sentir-se menos cansado mentalmente, mais centrado e criativo são resultados sinalizados pelos praticantes da meditação. Emocionalmente, essa estabilidade diminui frustrações pela perda de foco, silencia a mente tagarela, resulta em momentos de maior presença e real sensação dos acontecimentos. Esse retorno ao estado de presença remete à clareza da observação e melhora as percepções de verdades assumidas, a flexibilidade, a adaptação e a estabilidade no dia a dia.

Os diferentes estados, conforme Robbins (2017), acontecem como resposta aos incontáveis processamentos internos. Podemos produzir estados de confiança e alegria internamente, e o direcionamento e a produção dos estados internos acontecem primeira e efetivamente quando estamos no domínio de nossa mente. As representações internas na mente, tudo aquilo que a pessoa cria de imagens mentais e as vozes internas, somadas às condições físicas em que se encontra, criam o estado que traduz o comportamento.

Todo esse caminho vai formulando toda a transmissão de informação interior, que rege o corpo, as sensações e as experiências. Conhecida pela ciência como *neuroplasticidade*, a modulação mental que acontece por meio da meditação é capaz de promover a saúde, a qualidade de vida e as mudanças duradouras sobre a forma como a pessoa age, pensa, sente, fala e se relaciona, as percepções e os significados, alterando também os sistemas sociais.

Como tudo é energia, pensamentos e sentimentos emitem uma frequência capaz de ser identificada, que ultrapassa o limite físico do corpo: é o que chamamos de *vibração pessoal*. Pensamentos e sentimentos positivos emitem uma vibração agradável, alegre, de alta frequência. Frequências mais baixas são relacionadas a sentimentos e sensações como medo, raiva e tristeza.

Toda essa frequência interna, dos pensamentos e dos sentimentos, altera-se por meio da meditação. A mudança do corpo pode começar a partir da mente, por isso os movimentos de sentar-se, silenciar, observar, desligar-se das fontes de informação negativa por um tempo são práticas consideradas saudáveis e necessárias.

A ciência aponta os mais variados resultados alcançados com a prática da meditação em relação à ansiedade, à depressão, ao estresse, à sensação de exaustão, ao auxílio no tratamento da obesidade e em processos para deixar de fumar. As associações mentais a esses momentos vão se modificando, colaborando para os ajustes mental, emocional e fisiológico desses estados.

Neuroplasticidade

O que é a meditação senão um treino da mente? Essa capacidade de explorar, criar e mudar os caminhos neurais é chamada de *neuroplasticidade*.

A neuroplasticidade é observada desde a infância, quando começamos a aprender tudo o que hoje fazemos de modo inconsciente e automático. Todo hábito precisou de repetição, tentativas e erros; é nesse ponto do aprendizado que se encontra a neuroplasticidade. Os aprendizados, os hábitos, a idade, as novas experiências desenvolvidas no decorrer da vida são associados à capacidade de novas rotas mentais de aprendizado, ou seja, à neuroplasticidade.

As pessoas adaptam o que já conhecem para novas versões, substituindo antigos conhecimentos ou reaproveitando parte deles.

Não bastam a vontade e a ideia de criar algo diferente e novo, é preciso treinar e praticar para que as novas conexões e a neuroplasticidade entrem em ação. É por isso que a constância na meditação é tão importante: os resultados se apresentam com a prática.

Cuidar da mente por meio da meditação tem um significado diferente a partir do momento em que se sabe que o treino leva ao hábito. Esse processamento mental (treino mental) tem relação direta com a forma como a pessoa se comporta, pensa e sente.

Ondas cerebrais

O mundo gira em torno das frequências; a transmissão das informações ao redor do mundo acontece através das faixas de onda. Tudo o que está ao nosso redor emite uma energia, uma frequência, medida por meio dos aspectos da onda. A intensidade e a frequência com que a transmissão dessa energia acontece são características únicas de cada onda. O maior exemplo dessa variação são as cores, considerando-se que cada cor tem uma faixa de frequência que a distingue.

Se ainda existe dúvida quanto ao fato de que vivemos em um campo eletromagnético, podemos parar um minuto para pensar nas ondas de rádio, na internet sem fio, no micro-ondas, na ressonância magnética e nos celulares. O calor que sentimos enquanto nos aquecemos no sol, a radiação ultravioleta que chega até nós através da frequência da luz solar, o raio X dos tratamentos contra o câncer, isto é, todas as ondas ou frequências emitidas em determinada faixa de comprimento fazem parte de nossa rotina e são invisíveis aos olhos.

Nós vibramos internamente nossa própria frequência, do coração, do cérebro, dos pensamentos, das emoções, das menores células que em nós habitam.

A troca de informações neurais emite uma frequência possível de ser medida a partir dos pulsos neurais; bombear o sangue para o corpo, por meio do coração, exige um ritmo, um pulsar, uma frequência possível de ser vista nos monitores cardíacos.

As ondas cerebrais também se diferenciam entre faixas de frequência. As ondas beta da mente são as mais rápidas, mais ativas e intensas nos momentos em que a mente se encontra no estado de vigília e alerta, como nas sensações de medo, raiva, fome; é o cérebro voltado para a atividade mental (Peirce, 2011).

As ondas alfa são mais lentas, encontradas nos estados de relaxamento e tranquilidade e acessadas nos estados de meditação inicial, nos processos de criação artística e no contato com a natureza. As ondas teta são mais lentas ainda, ligadas às práticas de meditação mais profunda, em que a percepção de tempo não existe. São as ondas teta que indicam o primeiro estágio do sono e dos sonhos, associadas à sensação de transe (Peirce, 2011).

As ondas delta da mente são, entre todas, as mais lentas, ligadas ao sono profundo, aos processos de transe profundo, ao sonambulismo e aos processos de autocura (Peirce, 2011). Essas quatro faixas de frequência nos remetem a comportamentos distintos da mente e, consequentemente, influenciam nossas reações.

Existe também a faixa de ondas gama, a maior frequência de onda e a mais rápida. É a frequência neural em que várias áreas do cérebro são ativadas para gerar uma ideia nova, um pensamento novo e inesperado: o que chamamos de *insight*. Essa frequência, em virtude de sua rapidez, é dificilmente medida, porém foi identificada em iogues, meditadores de longa data (e horas), que apresentaram traços de atividade mental em gama de maneira recorrente. Em seus estudos sobre meditação, Goleman e Davidson (2017) encontraram essa faixa mental com mais facilidade em meditadores assíduos, indicando que a mente, acostumada a alcançar esses estados de harmoniosa conexão, moldou-se a essa nova faixa de frequência.

Os acessos aos *insights*, às memórias antigas e às informações guardadas no subconsciente só são possíveis quando a pessoa está em ondas alfa, beta e teta, pois o estado de vigilância e de julgamento da consciência racional já não está mais ativo. Para se chegar à faixa gama, o estado de aprofundamento consciente em meditação precisa ser profundo e, para se alcançar um nível de manutenção desse estado, é preciso um número relativamente alto de horas de prática intensa (assim como ocorre com os iogues).

A meditação é ferramenta para diminuir as ondas cerebrais e permitir o acesso às fases do inconsciente. Sair do estado de vigília permite a reflexão, e esse acesso ao interior, saindo das preocupações do mundo externo e dos julgamentos, permite que se acesse a unidade de ser. Somente por meio da consciência, ao se entrar nesses estados de onda, sem estar em estado de transe ou sono, é possível expandir as percepções decorrentes dessa nova frequência. Em delta são relatadas as experiências fora do corpo.

Como já vimos, os pensamentos desencadeiam internamente fatores fisiológicos e emocionais, promovendo respostas ao externo: as reações de cada pessoa. Entre as respostas fisiológicas, vale destacar a liberação dos hormônios endorfina, serotonina e vasopressina, liberados quando o cérebro deixa de atuar em estado de vigilância. Esses hormônios são relacionados aos estados de felicidade, sensação de prazer, alívio de dor, relaxamento, redução do estresse, aprendizado e memória. Acessar essas ondas cerebrais implica a obtenção de respostas hormonais do organismo. Nosso corpo precisa descansar para desacelerar as ondas cerebrais, e a meditação é uma ferramenta acessível para esse movimento.

No momento em que a onda de possibilidades cessa, onde ela estaciona sua forma é que vai definir onde toda a energia que a onda carrega será descarregada. Se na consciência existem mais caminhos negativos, a chance de a onda estacionar em um desses significados é maior do que a de encontrar um ponto de harmonia, paz ou felicidade. A quantidade de informações armazenadas, positivas ou negativas, dita o caminho que se seguirá a partir do ponto de parada em que a mente decide ficar.

Neurociência

Que cada parte do cérebro é ativa ou inativa para cada tipo de situação, emoção e pensamento, talvez isso já esteja claro. Conhecer as partes cerebrais relacionadas ao processamento mental traz ainda mais segurança com relação aos padrões de consciência e às respostas cerebrais. A partir do que pensamos e sentimos, ativamos ou deixamos inativas determinadas partes da mente.

O cérebro pode ser divido em três partes, como aponta Peirce (2011, p. 136): o neocórtex, o mesencéfalo e o cérebro reptiliano. Por exemplo, quando exercemos nossa criatividade e nos colocamos em observação sobre os padrões existentes na mente, acessamos o neocórtex direito: a meditação gosta muito de observar e reconhecer padrões. O lado esquerdo do neocórtex cuida da linguagem e da racionalidade, das percepções de certo e errado, das considerações que realizamos sobre o que acontece na mente.

Entre o neocórtex e o cérebro reptiliano está o mesencéfalo (*meso* vem de "meio", "metade"), a porção exatamente entre esses dois pontos cerebrais que é responsável pela sensibilização, pela parte sensorial que se desencadeia das percepções mentais vindas do externo ou dos pensamentos. Já o cérebro reptiliano é responsável por todo movimento do ser humano relacionado à sobrevivência. As reações de sobrevivência, como luta, fuga, repulsa, atração, vigilância e impulsos, são ligadas a essa parte cerebral.

Com essa explicação básica, já podemos associar alguns sentimentos a determinadas partes cerebrais. Quando os impulsos imperam sobre as ações comportamentais, olhamos para um indivíduo com o estado de vigilância e a predominância do cérebro reptiliano ativo. Essa constância de estado de alerta desencadeia sensações e liberações hormonais ligadas ao estresse.

O neocórtex é capaz de acessar padrões escondidos, momentos de dor apagados para manter a segurança e o estado de equilíbrio do corpo. Contudo, é nesses esconderijos de sentimentos que também se encontra o hábito mental. Por meio da meditação, a pessoa coloca a mente consciente para acessar essas áreas escondidas, possibilitando decodificações, entendimentos e, até mesmo, mudanças fisiologias associadas. Os padrões, as motivações guardadas nessa parte do cérebro, correspondem à inconsciência de modos de expressar, sentir e pensar.

Esclarecer e ajustar conscientemente, por meio da meditação, os padrões armazenados reflete sobre várias áreas do indivíduo praticante da meditação, assim como sobre o desempenho de sua saúde física, emocional e social.

Os estudos da mente e suas correlações trazem para a consciência, para a racionalidade, aquilo que os indivíduos desempenham até então de modo inconsciente. As teorias mentais existem de longa data, e pensadores e filósofos são a prova de que muitos já se inclinavam para a percepção de que a mente tem um relacionamento estreito com o desenvolvimento humano.

4.2.2 Classificações básicas das práticas de meditação

A mente inconsciente trabalha o tempo todo, na constante atividade para nos manter seguros e em funcionamento, com o menor gasto de energia possível. Nunca paramos de pensar, mas, de forma consciente, talvez não percebamos o quanto somos inconscientes na maioria do tempo.

Cada prática de meditação vai ao encontro do centramento, do pensamento direcionado, da imagem ou apenas da fluidez dos pensamentos da mente. A categorização das práticas meditativas ajuda a esclarecer qual prática se encaixa melhor para o resultado esperado e para cada pessoa. A experimentação de cada uma delas é fator decisivo para o indivíduo praticante de meditação. Sentir-se confortável com a prática torna mais fácil a constância no treino. Madonna Gauding (2011) aponta algumas características para categorizar a meditação, conforme veremos a seguir.

Meditar concentrando-se em um objeto

A concentração mental é direcionada para um objeto, interno ou externo. A concentração direciona a mente, silencia a troca constante de pensamentos, enquanto a mente é direcionada para um único objeto; esse centramento acalma a mente, estabilizando-a em um único foco, o que permite também a observação dos pensamentos de "escape da mente", para onde a mente se direciona quando sai do foco. Essa meditação é indicada para o treino do foco; pode-se fazer uso de uma vela, uma pedra, uma flor, uma imagem, da batida do coração ou da respiração para focar a mente, dando-se um redirecionamento quando as fugas da mente vão se apresentando (Gauding, 2011).

Pensar também é meditar: o segredo está na escolha

O direcionamento de um pensamento, a escolha sobre um assunto a ser pensado é, sim, uma forma de meditação. Quando é escolhido o pensamento positivo em vez da visão negativa a respeito de uma situação, acontece a meditação (Gauding, 2011).

A escolha do assunto é um direcionamento, e esse direcionar da mente consciente é meditar. Quando de maneira intencionada se escolhe um pensamento, o inconsciente é orientado a buscar associações mentais já existentes sobre aquela informação, direcionando a mente.

A repetição de um mantra é uma maneira de direcionar o pensamento consciente por meio da palavra, além das reverberações do som que ele carrega. A mente focada, em direcionamento consciente, é meditação.

Visualizar para acontecer

Utilizando a formação de imagens na mente, algumas meditações são guiadas para a visualização de realizações de conquistas, estados e situações na mente; esse desenho mental orienta a mente para a realização e a manifestação daquilo que é imaginado. A constância na visualização vai desencadeando os processos fisiológicos no corpo, assim como vai acessando as informações armazenadas na mente, capazes de gerar o resultado esperado. A visualização de um estado alterado de sentimento e a sensação da realização de uma conquista são movimentos precursores da motivação, da criatividade, da reorganização mental e emocional relacionada a alguma situação.

Essa meditação encontra-se no campo das possibilidades da forma-pensamento; quanto mais energia se direciona para aquela imagem, mais forma ela vai tomando, mais natural e vívida ela vai ficando. Assim também acontecem os pensamentos negativos: quanto mais força desprendida em críticas e julgamentos, mais situações parecerão conectar-se com as colocações e as conclusões negativas habituais da mente.

Criar uma imagem de uma situação desgastante é ativar o modo alerta, vigilante e estressante da mente. Criar uma imagem de harmonia relaxa o modo sobrevivência da mente, tornando-a mais adaptável, seletiva e menos reativa.

Experiência da vivência

A inconsciência vai tomando conta das reações, dos sentimentos e dos pensamentos no decorrer da vida. A retomada da consciência, em cada simples movimento, é a meditação pela experiência e pode ser associada à atenção plena.

Estar em consciência experienciando os acontecimentos do cotidiano é praticar a meditação. Desde a simples mordida de uma fruta até a sensação tátil da casca, tomando-se consciência da sensação e do aspecto, possibilitam que se esteja em meditação. A dedicação a alguma atividade, com plena consciência das sensações e sentimentos do corpo, corresponde a viver em meditação.

As práticas de meditação são tantas que Richard Davidson, cientista parceiro de Daniel Goleman no estudo sobre os efeitos duradouros da meditação, apresenta uma versão mais reduzida dos tipos de meditação com base nos resultados da ciência cognitiva e da psicologia. São três as categorias: "atentiva, construtiva e desconstrutiva" (Goleman; Davidson, 2017, p. 220).

Para Goleman e Davidson (2017), a meditação **atentiva** se refere a tudo o que a mente foca para cessar os incontáveis pensamentos; ela traz o foco de volta a partir de um objeto, como a respiração, a atenção focada (*mindful*) e um mantra, ou na presença da observação mental. A meditação **construtiva** se vale de sentimentos e sensações para desenvolver qualidades, como a bondade amorosa e a compaixão. Por último, a prática **desconstrutiva** adentra o turbilhão mental para experienciar o padrão ali existente, trazendo a consciência do que está na mente sem julgamentos. Esse olhar ausente dos julgamentos é a retomada da consciência e o consequente ajuste sobre o que foi encontrado.

4.2.3 Etapas da meditação

O estado mental padrão é estar inconsciente sobre pensamentos e sentimentos. A retomada da consciência acontece quando é possível identificar de antemão as sensações de uma reação ou emoção. Por meio do treino diário da meditação, essa consciência, esse olhar da movimentação interna da mente e do corpo sem expressar julgamentos, sem um intermédio mental de significados, pode ser adquirida.

O movimento do treino, para facilitar a realização dessa nova atividade, pode ser facilitado quando se consideram algumas etapas sistematizadas. A música, o ambiente, a almofada, o local onde se sentar são formas associativas de preparação para o corpo e para a mente. A respiração mais centrada e o uso de algum mantra para sinalizar o começo da meditação são etapas de preparação, totalmente individualizáveis.

O movimento que se segue à preparação, simples ou elaborada, é a aplicação da prática em si. A técnica escolhida, seja de visualização, seja de atenção plena ou contemplativa, é realizada durante o tempo escolhido ou durante o tempo original da prática. Algumas técnicas apresentam sessões de meditação com duração de 8 minutos, de 15 minutos e até mesmo de 1 hora.

A expectativa sobre o resultado da meditação vai contra a prática meditativa, pois a espera de que algo ocorra, ou o estado de antever uma sensação, um acontecimento e a associação a algum critério, não reflete na prática em si.

Quando não for mais necessário preparar o corpo para a meditação, a etapa da preparação pode ser pulada e será fácil adentrar nos estados meditativos. E, quando já não é mais necessário colocar-se em meditação para acessar seus benefícios, a verdadeira transformação da meditação é experienciada: são alterados os estados mentais permanentemente. Essa é a grande realização da prática de meditação, trazê-la para o cotidiano, desencadear o estado de consciência com toda a facilidade de respirar e até fazer desse um estado permanente de benevolência, felicidade, calma e presença, como o dos iogues.

Essas etapas são sequências de atividades que podem durar o tempo que cada indivíduo julgar necessário, não existindo regra para sua utilização.

Mantras

A frequência dos sons pode levar as pessoas a se sentirem irritadas, angustiadas, em alerta ou proporcionar relaxamento, calma e centramento. Um som pode interferir no equilíbrio ou desequilíbrio mental e emocional; por isso o tom da voz faz toda a diferença na forma como uma experiência ou informação é assimilada, entendida e associada a alguma emoção.

Os mantras interferem na frequência vibratória do corpo, do ambiente e da mente; as representações sonoras de sensações são acessadas a partir da emissão de um mantra. Exemplo de um mantra conhecido mundialmente é o *Om*, que, em sua vocalização, representa a unidade e a harmonia. O mantra ajuda a manter o estado centrado, a sair da inconsciência da mente, além de desenvolver qualidades a partir de seus significados.

Um mantra pode ser uma oração, uma única palavra repetida ou uma música que traz orientação e foco para a mente. Pode ser entoado no silêncio da mente ou externalizado, emitindo a frequência e reverberando para o ambiente por meio da voz.

Como vibração externa, toda palavra pode tornar-se um mantra, por isso a importância da escolha da frequência do que é dito, da forma como a palavra é expressa e, principalmente, da emoção que ela carrega. Os efeitos vibratórios do som interferem diretamente na mente, nas sensações e nas reações físicas. Os níveis de ruído ou níveis elevados de intensidades sonoras são associados ao estresse, à raiva, à inquietação, ao desgaste mental e às doenças.

Conhecimentos antigos, como os do *ayurveda*, do budismo, do hinduísmo e do jainismo, utilizam-se dos mantras para conectar o coração, fortalecer a vitalidade, limpar a mente, abrir canais de conexão com as divindades, despertar energias curativas para o corpo, afastar energias negativas e materializar situações.

Mantra, em sânscrito, antiga língua indiana, significa "entrega da mente": *man* refere-se à mente, e *tra*, à entrega. Trata-se de entregar à mente direcionamento, foco, sentimento e vibrações elevadas (D'Angelo; Cortês, 2015). Os efeitos da repetição do mantra, segundo D'Angelo e Cortês (2015, p. 712), "são percebidos depois de mais de 20 mil repetições", indo ao encontro da neuroplasticidade, da repetição para a construção de um novo circuito mental.

A melhor forma de escolher qual meditação será praticada é experimentar cada uma delas e identificar a mais confortável para a prática constante.

4.3 Conceitos históricos

As mais antigas literaturas a respeito da meditação são os escritos hindus que tratam do treino mental para o alcance da transformação. A prática de meditação original é voltada para o indivíduo.

Hoje, a ciência já comprova, com seus resultados em estudos sobre os iogues, que as práticas meditativas alteram, e de modo positivo, a forma de pensar e a maneira como age o indivíduo no coletivo, pois os traços mentais se alteram, trazendo novas formas de reações do corpo, da mente, das emoções e das interações com as experiências.

Por volta da década de 1970, a neurociência começava a estudar as práticas meditativas e, mais tarde, veio a surgir a neurociência contemplativa, que estuda de fato os efeitos e as transformações neurais a partir da meditação.

4.3.1 História e meditação

Um dos livros mais antigos e fundamentais para a meditação é o *Visuddhimagga*, escrito budista do século V utilizado por diversos meditadores e indicado para aqueles que buscam aprofundar-se nessa literatura. Foi com base no estudo desse manuscrito que a dupla de cientistas Daniel Goleman e Richard Davidson (2017) desenvolveu seus estudos e suas práticas meditativas, aos quais adicionaram outras referências dos mais diversos resultados científicos a respeito da meditação.

A história budista, apresentada por Ricard e Singer (2018), traz a meditação como ferramenta de observação interna, da introspecção, como forma de observar as funções da mente e suas associações, a fim de buscar a consciência em sua forma mais pura, livre de crítica, julgamento ou reações sobre os pensamentos observados. Essa observação permite mudanças sobre as percepções, reduzindo a impaciência, a raiva e os medos.

A consciência pura é também denominada *consciência desperta* e, apenas com a observação dos pensamentos, impede ou anula a percepção das emoções ali embutidas, sem identificação ou permanência inconsciente, que são origem de dores e sofrimentos. Essa clareza sobre os sentimentos desencadeados dos pensamentos é um dos benefícios já reconhecidos que o treino mental vai refinando.

Os budistas já reconheciam a inconsciência gerada a partir das emoções negativas, dos estados de apego e ego que levam ao sofrimento. Reconhecer essas emoções com antecedência ou desencadear sua reorientação por meio do treino mental é um benefício desenvolvido a partir da meditação.

No início do século XX, um movimento de estudiosos americanos voltou-se à experimentação própria de conhecimentos e práticas budistas, o que resultou também no desenvolvimento dos primeiros artigos científicos a respeito das experiências e possibilidades da mente e da meditação. Foi nessa época, também, que a própria meditação começou seu movimento de expansão e acessibilidade dentro da própria Índia, como forma de resgatar a cultura local, em contraponto à colonização britânica (Goleman; Davidson, 2017).

Historicamente, o movimento dos alucinógenos e psicodélicos em meados da década de 1960, nos Estados Unidos, não favoreceu o real entendimento de estados alterados da mente e as sensações capazes de se alcançar por meio da prática de meditação. Só depois, perto de 1970, os cientistas conseguiram associar sem distorções as experiências mentais resultantes das práticas de meditação (Goleman; Davidson, 2017).

A inclinação científica à meditação aconteceu por volta de 1970, quando centros de estudos foram criados, principalmente nos Estados Unidos. Em 1987, por meio da união de pesquisadores e do próprio Dalai Lama, foi fundado o Mind & Life Institute (Goleman; Davidson, 2017).

Com o apoio de um lama (Dalai Lama) para os programas científicos, novas bolsas e linhas de estudo foram surgindo, assim como o aporte financeiro governamental para a realização dos estudos voltados para a mente e para a meditação (Goleman; Davidson, 2017).

Abordando conceitos sobre meditação baseados na experimentação e em estudos originais, Goleman e Davidson (2017, p. 35) citam um texto do século V, *O caminho da purificação* ou *Visuddhimagga*, um texto páli (antiga linguagem budista), como manual de meditação. Esse manual apresenta orientações para a prática de meditação para o alcance de estados de paz e consciência absoluta. Essa consciência absoluta é o estado de presença que hoje se conhece como *mindful*.

Um retorno às origens da prática de meditação é ligado à transcendência ou ao aperfeiçoamento do próprio ser humano: o primeiro passo é o reconhecimento de situações, pensamentos e emoções a serem superados para que assim aconteça o chamado *despertar*. Esse despertar acontece quando a prática meditativa transforma estados negativos, como o pensamento egoico, a incapacidade de controle emocional e o aprisionamento emocional e mental do indivíduo. A meditação em si é o treino para a alteração no indivíduo: sua iluminação, seu despertar.

É importante observar essa volta à origem, pois a ciência orienta e explica sobre os traços alterados de personalidade e processamento mental duradouros que se apresentam em praticantes de longa data da meditação. O estado alterado seria a forma permanente da transformação, alcançada por meio da prática meditativa. As tradições contemplativas são ferramentas de treino para a mente na busca de estados duradouros de serenidade, compaixão, paz, bondade, humildade, paciência e compreensão.

4.3.2 Respiração: a meditação mais antiga

A mente é o foco da meditação, e a respiração, a base. A mais antiga forma de meditação é também a mais simples. Focar a consciência na respiração é o caminho mais simples e acessível para se retomar a direção mental.

Dar um foco à mente, para que os pensamentos não se desencadeiem sem um direcionamento, é tão simples quanto respirar. Orientar a mente por meio dos movimentos da respiração, além de acalmar e aprofundar a respiração, oxigena de forma mais eficiente o corpo e direciona a mente.

A disponibilidade da respiração é de 24 horas por dia, acessível para todas as idades, independentemente de tecnologias, internet, local ou postura: respirar conscientemente é meditar. Respirar conscientemente durante 10 minutos pode ser o pontapé inicial para a prática de meditação.

4.3.3 Usos e cuidados

A meditação não requer uma roupa especial, uma montanha exclusiva, um neurônio específico ou um QI (quociente de inteligência) acima da média. Como um treino, a meditação exige um começo, dedicação e tempo.

Meditar não é parar de pensar. A natureza da mente é pensar, e o comando sobre a ação seguinte ao pensar é onde começa a mudança que a prática da meditação proporciona. Novos caminhos neurais se constroem quando a mente para de seguir o mesmo hábito mental de sempre: traçando novas percepções, ativando novas áreas da mente e, principalmente, construindo uma nova reação diante das percepções.

Meditar exige constância e acúmulo de horas de prática, e não se compensa a falta de um dia com o excesso de exercício em outro. Toda prática importa e faz diferença. A construção do novo hábito é um treino, e treinar uma mente acostumada com barulhos incessantes e informações constantes para uma mente calma e quieta é um processo.

O resultado da meditação está diretamente associado ao tipo de meditação que a pessoa pratica, como indicam os estudos de Goleman e Davidson (2017). A conclusão a que os autores chegaram, com base nos mais variados estudos, é que a prática em si da meditação que mais for do agrado da pessoa, se mantida a aplicação constante diária, trará, sim, benefícios. A escolha deve levar em consideração aquela que é mais familiar e agradável para a pessoa e durar o tempo que for mais confortável para a prática. A única indicação que não muda para qualquer prática é a constância, a realização diária da meditação.

Dificuldades com a meditação

Quais são as objeções mais recorrentes com relação à meditação? Tempo, constância, falta de percepção dos benefícios e sono são apenas alguns apontamentos sobre os desafios da meditação.

Dificuldades são comuns ao se desenvolver um novo hábito, menos palpável do que o treinamento do corpo ou um treino de desenho. O abstrato dos benefícios e as doses homeopáticas dos efeitos são queixas comuns para aqueles que iniciam na prática de meditação e buscam resultados rápidos.

Praticar com regularidade é a chave; indica-se a prática diária para os iniciantes, até que o hábito esteja associado à rotina. A expectativa de um local perfeito, de puro silêncio e paz é uma ilusão disseminada e está entre os estereótipos sociais compartilhados em relação aos praticantes de longa data e dos centros de meditação.

Os estados mentais enraizados, principalmente associados ao estado depressivo, são frequências, ondas mentais de baixa frequência. O movimento de subida dessa frequência é gradativo, lento, e a falta de percepção de melhora pode levar à desistência da prática. A fadiga mental decorrente das frequências baixas dos pensamentos e dos sentimentos negativos, como medo, tristeza, raiva, críticas, julgamentos, é uma dificuldade a ser superada para a manutenção da constância da meditação, pois leva os praticantes ao sono.

Retirar a autorresponsabilidade sobre a prática, delegando a responsabilidade aos fatores externos perfeitos, para então começar a praticar a meditação, é a maior dificuldade que pode existir. O movimento da meditação acontece somente com a vontade, o desejo e a ação daquele que fará essa prática.

Um ponto de dificuldade pouco comentado está relacionado à alimentação. A consciência do processo de digestão de alimentos pesados, processados, gordurosos exige do corpo uma demanda de energia. O direcionamento do corpo para a execução de uma tarefa difícil, a digestão de uma feijoada, por exemplo, vai contra a energia necessária para o desenvolvimento de um novo hábito, pois o inconsciente está focado em manter o processo digestivo, e a chance de a pessoa dormir ao tentar praticar a meditação nesse mesmo momento é grande.

Conforme a prática da meditação vai acontecendo, a percepção sobre os alimentos que dão ou não energia ao corpo vai se intensificando. As sensações que cada alimento causa no corpo tornam-se mais perceptíveis, o corpo responde de modo diferente, e isso vai direcionando as escolhas sobre os alimentos ingeridos: um novo benefício. O resultado de uma mente consciente não se limita à observação dos pensamentos.

Sair do estado de inconsciência também envolve observar sentimentos não tão bons, julgamentos pesados e críticas incessantes. Podem ser momentos não tão agradáveis, mas somente por meio da clareza é que o movimento de mudança começa. A inércia manterá o padrão; já o movimento, a mudança a partir de uma prática de meditação, trará novos direcionamentos, novos padrões mentais.

A percepção de que não é possível meditar, o tempo que pode levar, o giro mental acelerado e ensurdecedor que muitas pessoas enfrentam são comuns. Não são impeditivos, e sim indicadores da necessidade de meditação. Repetindo: é preciso praticar!

A mente é a morada do pensamento; cuidar desse espaço capaz de desenvolver a saúde ou ser a fonte do desequilíbrio é um ponto relevante, agora mais do que nunca, para a medicina e para tantas outras ciências. O que falta para a sociedade compreender tal importância? Mais estudos científicos? Informação? Acessibilidade aos cuidados da mente? Aprender práticas meditativas?

4.3.4 O que não é meditação

Até este ponto, muito foi falado sobre o que é a prática de meditação, quais são as associações terapêuticas, qual é o contexto científico; porém, talvez falte enfatizar o não é meditação.

Ausência de pensamentos já é uma desconstrução do que se propaga sobre a meditação. O processamento mental acontece até no estado de sono, e a maior prova disso são as ondas cerebrais encontradas em sono profundo e nos pensamentos inconscientes que acontecem.

Meditar não implica obedecer a uma sequência de ações religiosas, fazer rituais ou cultuar uma entidade. A prática de meditar retoma a consciência, transcendendo as crenças, os julgamentos, ao modo operacional mental inconsciente das sensações, dos pensamentos e das reações. Ela não eliminará os acontecimentos desafiadores, mas promoverá percepções diferentes para aqueles que praticam a meditação e para aqueles que não fazem uso dela. O treinamento mental é a resposta para essa diferenciação.

Tornar a meditação uma ação complicada é distorcer sua prática. No começo, talvez seja um movimento que exija persistência, pois a mente, com seu padrão multitarefas, pode querer dificultar o direcionamento, trazendo essa percepção de complicação.

Não é preciso, necessariamente, sentar-se com as pernas entrelaçadas para meditar; existem práticas meditativas realizadas enquanto se caminha, na prática de exercícios físicos, de olhos abertos, com as pernas esticadas ou dobradas, na posição sentada ou deitada do corpo. Indiferentemente da posição, o centramento mental é a essência da meditação, que pode acontecer em qualquer momento ou posição corporal que permita a consciência.

Dormir não é meditar, mas meditar antes de dormir é benéfico para desencadear estados de relaxamento e centramento que melhoram a qualidade do sono e podem desencadear *insights* a partir dos sonhos.

A ideia de que toda prática de meditação resulta em uma percepção palpável de que ela aconteceu é errônea. Os anos de inconsciência sobre a forma de agir, pensar, falar e sentir são gradativamente reorganizados para a retomada de consciência, e nem sempre esse caminho é tão visível assim. As alterações mentais e as sensações corporais, emocionais e fisiológicas podem ser percebidas no momento da meditação, mas isso não é uma regra. A percepção real do progresso é consequência da prática constante.

4.3.5 Quando é necessário meditar

A mente atual, cheia de preocupações com a casa, o trabalho, a forma física, a remuneração, a socialização, a família, os relacionamentos e todas as variáveis que permeiam a existência do ser humano, está em constante agitação, movimento e estresse. Não podemos negar que o estresse também serve de estímulo, porém, em níveis elevados e constantes, faz um grande estrago em todos os aspectos de saúde para o ser humano. Essa perturbação constante é fonte de doenças, estados de desequilíbrio que lotam consultórios médicos, tradicionais ou não.

Vale lembrar aqui que a meditação originalmente está associada à ideia de ultrapassar os limites da mente, para o desenvolvimento de uma mente ainda mais amorosa, criativa e livre das associações do ego. Existe alguém no mundo que não se encaixa na percepção de desenvolvimento da mente? Até mesmo os praticantes de meditação de longa data e horas de prática se empenham em dar continuidade à meditação no decorrer de sua vida. O cotidiano é um fenômeno que pode ser prazeroso ou desgastante. Não é difícil pensar em histórias de pessoas que, à medida que as atividades prazerosas e as sensações agradáveis foram se perdendo em seu cotidiano, desenvolveram com o tempo a irritabilidade e a tensão no corpo, na mente e nas emoções, o que resultou em estados de doença/desequilíbrio.

Os comportamentos de uma mente que precisa meditar são inúmeros: irritabilidade, mau humor, exaustão física e mental, alterações no ciclo de sono, alimentação distorcida (excesso ou falta de comida ou até mudança de tipo de alimentação), redução nos cuidados básicos, esquecimentos constantes, redução do convívio social, ingestão de entorpecentes. A lista de atitudes que precisam de atenção, quando passam a fazer parte da rotina de uma pessoa para a qual a meditação é indicada, é enorme. Do mesmo modo, o acompanhamento de um profissional da saúde também é recomendado.

Essa consciência sobre o desenvolvimento de estados de desequilíbrio e desordem não se limita ao estágio adulto do ser humano. A clareza sobre alguns estados em que a meditação é indicada vai ao encontro da prevenção. É possível incluir a meditação como prática antes de qualquer estado negativo se apresentar ou se instalar. Os momentos de enfrentamento podem acontecer, porém, quando a mente está treinada, o desgaste mental pode ser menor e o retorno aos estados equilibrados é mais rápida.

Os agentes estressores são muitos, e o contato com eles é constante, podendo ser psicológicos, físicos, emocionais, sonoros, medicamentosos, nutricionais (falta de eficiência nutritiva), além da poluição e do próprio convívio social com pessoas de baixa frequência.

Com a prática da meditação, a interferência externa se reduz em intensidade, e as correlações cerebrais, emocionais e fisiológicas são trocadas.

O fortalecimento interno, a prática do autoconhecimento e a reprogramação mental para o desenvolvimento da menor interferência e impacto dos estímulos externos, além do desprendimento da percepção egoica, são aconselháveis para todas as idades e não há data limite para cessar a prática.

Gerber (2007, p. 330) destaca o cientista Itzhak Bentov como praticante e estudioso da meditação, apontando os resultados de seus estudos (por volta dos anos 1970) sobre as alterações neurais que resultavam no "estímulo das regiões cerebrais de prazer e liberação das tensões" acumuladas do corpo por meio da prática de meditação.

A educação mental vem ganhando cada vez mais espaço; tornar-se consciente nunca foi tão necessário para sobreviver ao contexto de tanta informação que adentra a mente 24 horas por dia. As associações de dor, medo, incredibilidade, desesperança, luta e injustiça são amplamente veiculadas e chegam com tamanha rapidez que o treino da mente para desenvolver mais calma, bondade amorosa, paz e alegria se torna um remédio necessário, acessível a todas as pessoas. A habilidade de meditar representa a autonomia do ser humano para decidir quais sentimentos, reações e pensamentos ele gostaria de desenvolver.

Imagine, agora, que uma população inteira decida meditar com constância, desenvolvendo a bondade amorosa, a compaixão. Qual seria o resultado? Como seria a percepção de pertencimento dessa população? Como seria o número de casos de violência nessa sociedade? Como a economia responderia? O capital humano valeria quanto? As escolas ensinariam sobre compaixão, empatia, meditação?

Meditação é uma prática antiga, conhecida como treino da mente para a transcendência de formas-pensamento negativas de indivíduos há mais de 2.500 anos. Sua prática básica de direcionamento consiste na respiração, uma técnica simples, acessível, prática e ensinável a qualquer indivíduo.

Em suma, a maior dificuldade a respeito da meditação está em manter sua prática mesmo com resultados não perceptíveis desde o início.

Meditar não envolve comparação, mas dedicação, que é intransferível para aquele que busca treinar a mente. O agora é o tempo certo em que a prática de meditação pode ser desenvolvida.

4.4 Aplicação na prática

A psiquiatria, a psicanálise e as doenças psicossomáticas são a prova de que o cuidado da saúde mental é base para a saúde física e de que as alterações na forma-pensamento de um indivíduo refletem diretamente nos relacionamentos pessoais, profissionais e sociais. Uma pessoa doente mentalmente afeta não somente o convívio familiar íntimo, mas toda a sua experiência em sociedade.

Há programas de meditação, aplicativos de celular, formas de se iniciar o movimento da meditação, a prática em grupo ou individualizada e diferentes tipos de meditação. Como escolher entre tantas formas de se praticar a meditação?

As práticas terapêuticas vão ao encontro da recuperação do estado de equilíbrio mental, físico, emocional e espiritual, ao passo que as transformações percebidas e desenvolvidas a partir da meditação refletem em alterações mentais no nível funcional. O que antes eram inundações emocionais e reações desorientadas, a partir da prática de meditação, tornam-se direcionamento, observação e desenvolvimento de qualidades e traços, o que também pode ser comparado ao desenvolvimento de novas habilidades.

4.4.1 Aplicação na terapêutica

As sensações sobre os acontecimentos do passado que ainda se perpetuam no presente são dores que as pessoas buscam resolver e só podem acontecer no hoje. Os padrões repetitivos de pensamentos e sentimentos são a fonte do desejo de mudança desde muito tempo. Nossa prática na terapia integrativa evidencia que o movimento de mudança só é realmente iniciado a partir da consciência do que deve ser evitado ou continuado no que se refere a certos padrões de sentimentos, pensamentos e atitudes. Meditar é um caminho, uma ferramenta, uma prática que auxilia a identificação dos pontos de incoerência em sentimentos, pensamentos e ações.

A mente em si não distingue o tempo no qual os sentimentos e os pensamentos acontecem – para ela tudo é o tempo presente. E é por essa razão que, ao se aprofundar no treinamento da consciência para identificar em qual tempo ou sentimento está vivendo, o indivíduo consegue posicionar-se assertivamente em relação a cada momento e situação. Essa clareza sobre o tempo e o espaço resgata a pessoa do plano mental ilusório e possibilita o direcionamento para o plano da ação no presente, no sentido de resolver situações neste exato momento, em que emoções ou pensamentos recorrentes (e inconscientes) podem estar interferindo no estado de saúde.

Essa mudança de perspectiva é a chave para os processos de liberação de dor, da instauração de movimentos para a autocura, da autorresponsabilidade, da adoção de perspectivas interiores voltadas para a própria mudança e para o autocuidado.

O enfrentamento dos estados de estresse, a partir do controle da mente sobre as reações desencadeadas, e a antecipação das reações sobre as experiências que algumas situações podem desencadear são exemplos da aplicação da meditação na prática terapêutica. A modulação mental de anteceder sensações e reações permite que indivíduo não chegue ao estado reativo e inconsciente, o que lhe permite dispor de um aspecto regulatório emocional preventivo, responsivo e positivo.

4.4.2 Escolhendo a meditação

A prática da meditação é tão livre e tão simples que até no momento da escolha da técnica a experimentação é o caminho. A exploração das inúmeras práticas de meditação disponíveis em dispositivos móveis, *sites* e *podcasts* é livre e incentivada.

Escolher o melhor horário para a prática é também uma forma de cultivar o novo hábito. A repetição da prática em um horário específico é favorável para os iniciantes da meditação, pois as diversas associações atuarão na construção do novo hábito.

O tempo, a duração da meditação é parte de uma boa decisão para a manutenção da constância e da realização. Observar por quanto tempo a mente se mantém mais serena e em quanto tempo aproximadamente se alcançou o estágio de calma são fatores a serem observados na escolha da meditação.

Um modo para se escolher a prática é conversar com alguém que já pratica a meditação por mais tempo ou que já experimentou algumas práticas diferentes. Como direcionador, o praticante mais experiente também pode indicar ajustes que favoreçam o início e a manutenção da prática. Os retiros de meditação de curta duração são excelentes experiências de início e de aperfeiçoamento da prática. A leitura e o entendimento sobre como funcionam esses retiros é indispensável para não gerar distorções ou má compreensão.

Pensar em um retiro de meditação logo de início pode soar estranho, mas o aprofundamento da prática, a intensidade que se alcança com todo o ambiente favorável, a preparação e o acompanhamento são experiências singulares.

A única objeção para a prática de meditação vem do próprio indivíduo: a falta de tempo, a dor corporal, o espaço adequado, a falta de interesse em experimentar e persistir. Mais uma vez, as objeções estão na mente, e é a partir dela, do treino da mente, da meditação, que a superação dessas objeções acontece. O não desenvolvimento do hábito também é uma decisão.

Não existe uma postura exigida para qualquer prática de meditação, mas a postura sentada, com as mãos sobre as pernas, os braços soltos, os ombros relaxados, a coluna ereta pode ajudar a manter o estado de presença e evitar o desligamento da mente. É possível utilizar almofadas para trazer mais conforto; não há proibições.

Mindfulness

Tomar consciência sobre o que pensa é uma ferramenta de que o indivíduo dispõe para que não se dê força às emoções associadas ao pensamento, bloqueando, assim, a forma e o desencadeamento reativos naturais do corpo sobre as emoções e as reações corporais (principalmente a retração). Mais do que uma técnica de meditação, a atenção plena (*mindfulness*) representa um estilo de vida em que a pessoa se mantém aberta à experiência presente, observando os próprios pensamentos sem julgamentos e críticas. Essa observação mental permite a identificação do que está por vir, a partir dos pensamentos, favorecendo a ação direcionada para minimizar ou até mesmo anular possíveis emoções.

Para melhor esclarecer o que é *mindfulness*, vamos observar a composição da palavra. Em português, *mind* significa "mente"; então; *mindful é* traduzido como "atento/atenta" (um adjetivo). Quando, no inglês, adicionamos o sufixo *ness* ao final de um adjetivo, obtém-se um substantivo abstrato; assim, *mindfulness*, em português, significa "atenção plena" (Williams; Penman, 2015).

Fica nos Estados Unidos, na cidade de Worcester, o Centro de Mindfulness da Faculdade de Medicina da Universidade de Massachusetts. A técnica de redução de estresse por meio da atenção plena (*Mindfulness-Based Stress Reduction* – MBSR) foi criada por Jon Kabat-Zinn, em 1979, para romper os padrões mentais para a redução de dores crônicas. A criação da MBSR decorreu de um *insight* de Jon Kabat-Zinn durante um retiro de meditação em que ele esteve, no qual observou que as práticas meditativas poderiam ajudar as pessoas a separar a emoção associada à dor sentida, reduzindo as percepções de sofrimento ligados a ela (Goleman; Davidson, 2017).

O Centro de Mindfulness também oferece outros programas baseados em *mindfulness*, como a terapia cognitiva baseada em *mindfulness* (*Mindfulness-Based Cognitive Therapy* – MBCT). Conforme a divisão de *mindfulness*, ainda são desenvolvidas pesquisas focadas em neurociência voltadas ao efeito da atenção plena na mente (Umass, 2022).

A terapia cognitiva baseada em atenção plena foi desenvolvida por Mark Williams, John Teasdale e Zindel Segal, para o tratamento de pessoas com crises repetitivas de depressão, obtendo-se comprovações de que esse método é tão eficaz quanto o tratamento medicamentoso (Williams; Penman, 2015). Essa terapia está associada ao tratamento de depressão, ansiedade e redução dos processos de estresse, resultando, ainda, em menos tempo de internação (quando necessária a intervenção médica) para os praticantes da meditação.

Meditações para os diferentes momentos da vida

A mente sempre trabalha para proteger o indivíduo – da dor, da morte, do sofrimento, do estresse etc. –, porém nem todos os momentos do ser humano precisam de toda essa proteção. Os gatilhos servem para acessar essas informações protetivas, mas, em excesso, transformam a experiência de crescimento em traumas desnecessários em razão da associação de memórias antigas.

Há meditações para manifestação dos sonhos, tomada de decisão, reconexão com a espiritualidade, momento do parto, busca de calma e centramento, curas para o corpo, tentativa de sair da inércia, manifestação e cultivo do amor. São inúmeras as práticas de meditação para os mais diferentes momentos da vida.

Não é à toa que, à medida que as experiências foram se tornando cada vez mais complexas, novas meditações foram sendo experienciadas e divulgadas. Além de todo o aparato empírico sobre a meditação, hoje a ciência consegue explicar algumas das associações que a prática meditativa é capaz de realizar.

4.4.3 Medicina integrativa

A associação da medicina alternativa à medicina alopática, ou tradicional, deu início à medicina integrativa, além de colocar o paciente como agente central nos tratamentos. A integração dos conhecimentos dos diversos profissionais da área da saúde, conhecidos de longa data, com os profissionais com conhecimentos antes somente empíricos vai ao encontro de todo esse universo interligado: do ser humano integral. A gestão, a manutenção da saúde, a prevenção dos estados de desequilíbrio em todas as esferas do ser humano, juntando forças teóricas, experiências e conhecimento adquirido, correspondem ao que se conhece hoje por **"gerenciamento integrativo de saúde"** (Goswami, 2018, p. 215, grifo nosso).

Essa parceria de diferentes profissionais possibilita o acesso às variáveis antes não acessadas nos processos de saúde-doença, devolvendo também a responsabilidade para o indivíduo sobre sua saúde e o tratamento. Uma equipe interdisciplinar é capaz de cuidar integralmente do indivíduo que busca o retorno ao estado de saúde integral. Considerando-se essa saúde integral, vale relembrar que a OMS (1986) define *saúde* não apenas como a ausência de doenças, mas também como o estado de bem-estar físico, emocional, mental, social e espiritual, que permite ao indivíduo participar ativamente em todas as suas esferas de vida em plena capacidade.

A medicina alternativa, ou holística, foi passando, de geração em geração, conhecimentos antigos sobre a prevenção e o tratamento de diversas doenças e situações de desequilíbrio. O crescimento dos estudos e das comprovações sobre a medicina tradicional é respaldado por diversos grandes nomes, ao passo que as teorias e os conhecimentos empíricos não se embasam em diplomas ou em investigações realizadas em mestrados ou doutorados. Essa redução no nível de importância, pela falta de um aval científico, fez com que muitos conhecimentos alternativos fossem deixados de lado.

Com o reconhecimento e o movimento de propagação dessas medicinas antigas, a medicina integrativa tomou força e juntou o conhecimento científico à experiência empírica, alternativa ou holística. Essa união trouxe diversas possibilidades de tratamento, prevenção, correlações antes nem imaginadas e um salto para o desenvolvimento de novas tecnologias capazes de compreender o que a medicina tradicional ainda não acessava. Novos valores foram adicionados, outros, descontinuados, alterando as percepções médica, social, religiosa, cultural, econômica, filosófica e política.

Trata-se de uma evolução, conforme a história da separação da ciência e da religião, porém em um movimento contrário: de união entre a ciência, ou a medicina tradicional, e a medicina holística. Como já visto, as pessoas modificam o significado atribuído à experiência; novos caminhos, novas sensações e novos acessos são permitidos à mente, que, nesse caso, afeta diretamente toda uma sociedade que se beneficia dessa integralidade de cuidado.

A união das forças entre a medicina alopática, as experimentações de laboratório, os extensos testes e as experiências empíricas passadas de geração em geração deu um novo sentido para diversas explicações referentes à vida, à sociedade, aos valores e a tantos outros conceitos. A integralidade do ser humano vem cada vez mais ganhando força em todas as áreas de sua existência, mas a saúde é a que mais a considera, até mesmo pelo grande salto que foi o reconhecimento da integralidade do ser humano pela OMS.

4.5 Indicações

A meditação como um direcionador para a mente inconsciente promove o retorno gradativo ao caminho da consciência, tornando mais fácil o acesso a percepções mais profundas da mente, ao reajuste de associações corpo-mente, além de proporcionar potencialidades de direções antes não acessadas pela inconsciência mental.

Essa comunicação corpo-mente-emoções indica a singularidade relacional entre ação e reação, influência exercida e recebida. A integralidade do ser diz respeito à forma como cada parte do ser humano se relaciona, como cada escolha consciente ou não reverbera nas esferas do indivíduo. Toda experiência é registrada a partir de uma percepção; avaliar essas conversas emocionais, mentais, corporais e sociais vai ao encontro das novas visões terapêuticas da medicina integrativa.

As bases científicas, a acessibilidade das práticas integrativas, o reconhecimento das práticas empíricas, mais especificamente a meditação, são o resultado de conhecimentos antigos que vão retomando seu espaço e valor. As respostas dessas medicinas antigas são passadas de geração em geração, e desconsiderá-las é o mesmo que fechar a porta de um hospital diante de um paciente que busca tratamento.

4.5.1 Promoção e recuperação da saúde

Ainda é possível elencar como benefícios da retomada da consciência os seguintes aspectos: a clareza, a sensibilização e a empatia se tornam mais ativas para ajudar o próximo; as conexões com as outras pessoas se reforçam; a intuição começa a trazer mais respostas; o desenvolvimento da espiritualidade acontece naturalmente. As percepções sobre o que realmente desencadeia sensações e pensamentos permitem uma administração mais consciente dos acontecimentos, tanto internamente quanto externamente.

Usando o exemplo do rádio, que só capta as frequências semelhantes, podemos afirmar que nos tornamos seres conscientes que ressoam altas frequências, se assim for de nossa vontade e fizermos o movimento necessário para obter tal resultado. Os hábitos emocionais que cultivamos nos colocam cada vez mais perto de situações e de pessoas que se assemelham com esses hábitos, ou seja, as mudanças externas conscientes correspondem ao esforço de um ajuste interno de percepção, de faixa vibracional dos pensamentos e dos sentimentos. Como é possível realizar tal ajuste? Como sabemos em qual faixa de vibração de pensamentos e sentimentos nos encontramos? A resposta para as duas perguntas está na meditação.

Um corpo tenso e uma mente cheia de preocupações, em estado de alerta, que mal respira, dão sinais de pensamentos e sentimentos de tensão, medo, angústia, desencadeando determinadas respostas fisiológicas. O começo do movimento de mudança está em parar e respirar.

As pessoas são influentes por natureza, assim como são influenciáveis na mesma proporção. A retomada da consciência, treinando-se o centramento, a respiração, em busca da clareza do hábito mental instalado, vai ao encontro do desenvolvimento do autoconhecimento, da autorresponsabilidade e da força que as pessoas exercem sobre os estados de saúde em que se encontram.

Não existe uma idade específica para iniciar a prática de meditação. Os processos mentais acontecem desde a infância; os registros dos acontecimentos e as reações que eles trazem ao corpo são naturais. Isso significa que situações como grandes comemorações ou ressentimentos e traumas desenvolvem-se dentro da mente, criando nela registros e memórias desde cedo.

Um estudo sobre a meditação e os universitários, publicado na *Revista de Enfermagem da Universidade Federal de Santa Maria*, aponta a meditação como ferramenta para lidar com o início da carreira acadêmica. Os novos círculos de amizade, o distanciamento dos pais e as demandas da faculdade são fatores estressores e que podem desencadear estados depressivos em universitários (Schuh et al., 2021). Esse estudo apresenta informações sobre melhora na qualidade do sono, atenção plena, ansiedade e estresse nos praticantes, e a intervenção por meio da meditação sinaliza a importância do cuidado mental nos mais variados âmbitos sociais, contextos e idades (Schuh et al., 2021).

As sensações e as novas percepções que a meditação pode propiciar, como a sensação de plenitude, silêncio, amorosidade expandida, abundância, satisfação e estabilidade, são movimentos, no tratamento terapêutico, associados à restauração da saúde e à manutenção da qualidade de vida. Acessar esses estágios a partir das práticas de meditação, individuais ou em grupo, coloca o corpo e a mente em contato com associações direcionadas a aspectos positivos. Em modelos convencionais medicamentosos, talvez só aconteceria a inibição da dor ou do sofrimento.

A meditação não tem contraindicação; ela pode ser ensinada e praticada individualmente, o que a torna uma ferramenta descentralizada, pulverizável e de baixo custo. Descentralizada pela possibilidade de se meditar em qualquer ambiente, sem a exigência de uma estrutura altamente equipada. Pulverizável pois a prática pode ser indicada e experimentada por qualquer outro indivíduo que se mostre interessado.

Não se trata de um movimento de anular a utilização dos medicamentos para tratamento, mas a ciência já mostra a atuação poderosa que a mente exerce sobre o corpo sem a ajuda deles. Os hormônios naturalmente liberados no corpo humano atuam como anti-inflamatórios naturais, antidepressivos, relaxantes musculares e fortalecedores de memória e da concentração. E eles podem ser desencadeados pela mente em meditação.

Se está disponível ao indivíduo uma ferramenta que não depende de um local para ser utilizada e que, quanto mais acessada, mais resultados positivos desencadeia, qual a dúvida em se indicar a meditação como forma terapêutica?

Nossa experiência na terapia integrativa indica que a meditação, associada à prática medicamentosa tradicional e a outras práticas integrativas, tem se mostrado cada vez mais eficiente na recuperação dos estados de ansiedade, depressão, insônia, falta de foco e concentração. Além disso, possibilita acessar sentimentos e sensações de bem-estar, capazes de recompor a força mental e física para dar continuidade à rotina diária e dissipar sensações de desânimo e tristeza.

Centrar-se conscientemente nos estados saudáveis, na vitalidade, nas emoções positivas, nas reações de alegria significa utilizar a mente a favor da promoção do bem-estar, da saúde e da qualidade de vida.

4.5.2 Indicações científicas

Sobre a meditação, Carl Jung já correlacionava os eventos físicos e mentais aos significados mentais atribuídos à experiência da vida. As doenças somáticas também são reconhecidas pelos processamentos mentais errôneos e, consequentemente, geram significados distorcidos que resultam em desequilíbrios no corpo. Um campo amplo de tratamento e de estudos infindáveis é a própria psicossomática (Goswami, 2018).

Como os sentimentos ficam associados a algum pensamento, no qual lhes são atribuídos significados, a mente trabalha armazenando inúmeras associações e significados mentais a partir das emoções. O entendimento corpo-mente-emoções é de total relevância no desenvolvimento de circuitos e registros emocionais positivos para um corpo e mente saudáveis.

A transcendência dos estados negativos, da percepção egoísta do mundo, das atribuições negativas, dos julgamentos e das críticas é um objetivo antigo que os praticantes de meditação já buscavam. No contexto social atual, o excesso de exposição às notícias e às informações tem causado prejuízos à saúde mental, e o aconselhamento para a redução dessas informações é unânime para que o indivíduo não adoeça.

A mente entristecida, agitada, acumuladora de conteúdo vazio e os estímulos à competitividade, à comparação e às insatisfações, adicionados à falta de treino mental, de reconhecimento e de gestão das emoções, vêm salientando a necessidade de ensinamento sobre o funcionamento da mente, assim como o desenvolvimento da capacidade de discernimento consciente para a diminuição do impacto dos fatores externos tão intensos.

"Em 2019, cerca de 30% dos jovens apresentavam algum tipo de sintoma de depressão no Brasil" (Cury, 2019 p. 140), o que ressalta a importância do treino mental desde os primeiros movimentos sociais independentes do ser humano. A saturação de informações, da utilização mental e da exposição ao estresse são fatores que crescem em paralelo ao desenvolvimento da história do homem.

Níveis de estresse, ansiedade e preocupação sempre estiveram presentes na história, utilizados no desenvolvimento de tecnologias e na resolução de problemas recorrentes. No entanto, o contexto crescente de informações, o excesso de atividades, as preocupações, as cobranças e as metas têm se mostrado fontes de doenças mentais e emocionais precoces. O despreparo mental tem levado as pessoas a níveis elevadíssimos de estresse, aumentando o estado de alerta e vigilância, fatigando corpo e mente mais cedo.

Medicinas antigas, como a medicina tradicional chinesa e o *ayurveda*, já se valem das premissas de sincronicidade da relação corpo-mente-emoções para a manutenção da saúde, o tratamento e a prevenção. Os estados de saúde correspondem à sincronia perfeita do funcionamento do corpo mental, do equilíbrio e da harmonia dos pensamentos e das emoções. Alguns conceitos, mais tarde desenvolvidos, vão ao encontro da medicina vibracional, cujo entendimento pela ciência também é possível, hoje, por meio do estudo das frequências e das ondas cerebrais.

A neurociência já trouxe luz aos processos mentais que acontecem quando a prática da meditação é realizada. Conforme ocorre o treino da mente, a pessoa se torna "menos suscetível aos estímulos externos" e se coloca mais consciente sobre as alterações mentais e emocionais internas. Essa autonomia de pensamentos e sentimentos vai desenvolvendo os ajustes no processamento das informações, bem como "fortalecendo a confiança interna sobre o poder sobre si" (Ricard; Singer, 2018, p. 39). É nessa confiança, no poder sobre si próprio, que a meditação orienta os recursos internos do indivíduo para se autogerir, auto-observar e autocorrigir.

4.5.3 Benefícios da meditação

Desenvolver uma habilidade mental parece um tanto quanto intangível, pois seus benefícios não palpáveis, indisponíveis ao toque humano, tornam-se quase imperceptíveis no começo. Culturalmente, o desenvolvimento da saúde, o retorno ao equilíbrio do corpo, aconteceu a partir de pequenos pedaços sintéticos táteis, ingeridos em um intervalo de horas, dias, meses e até de maneira perpétua, tornando a parte tangível, observável, física e externa ao indivíduo.

Com a meditação, falar em benefícios, em forma física e palpável, é relativamente impreciso e ao mesmo tempo amplo, quando o campo da mente é tão particular em seu autodesenvolvimento. Cada indivíduo desencadeará em si reações, sensações e percepções diferentes à medida que for praticando a meditação.

A meditação interfere positivamente nos campos emocional, físico, mental, psicológico, espiritual e social; isso é um fato. Uma vez que a prática é iniciada e continuada, à medida que se pratica e se aumenta o tempo da prática, novos resultados e benefícios são sentidos.

Como benefício principal, a prática de meditação conduz todos os adeptos a uma vida de mais qualidade e tranquilidade, mas essas percepções são muito individuais. Não são encontradas referências ou depoimentos que apontem prejuízos à saúde ou a não existência de benefícios com a meditação; tampouco se afirma que ela não fez nenhuma diferença na forma de se observar a vida e suas experiências.

Por meio do estado de relaxamento proporcionado, a meditação melhora a saúde física, promovendo momentos em que o corpo não se encontra em estado de alerta, diminuindo a pressão sanguínea, desacelerando o padrão vibratório e oxigenando melhor o cérebro. A redução do estado de alerta propicia uma mente mais consciente, menos ansiosa, com redução dos ruídos mentais, mais foco e voltada para o momento presente. As rotinas interiores se orientam em uma nova lógica. A reatividade emocional é reduzida à medida que a meditação vai acontecendo como prática.

"Regulagem da temperatura da pele, do fluxo sanguíneo, redução de crise de asma, menor sensação de falta de ar, maior controle sobre a atividade cardíaca" são alguns dos benefícios da meditação citados por Gerber (2007, p. 330).

A ciência já comprovou o que os antigos escritos sobre a meditação indicavam: a meditação é capaz de mudar a estrutura cerebral. A mente tem uma capacidade de desenvolvimento e direcionamento treinável, que é a prática de meditação. As diferentes práticas de meditação podem resultar em diferentes percepções, pois, como já visto, o direcionamento da mente é um treino, e a mente trabalha ativando ou reduzindo áreas do cérebro conforme a experiência.

O aporte científico é capaz de mensurar os benefícios das diferentes meditações associados ao tempo de meditação praticada. Para aqueles considerados iniciantes, que praticam a meditação por curtos períodos (de 1 até 30 minutos) e que estão começando agora com a prática, a percepção com relação à redução dos níveis de estresse e ao aumento da empatia e das emoções mais positivas são benefícios encontrados logo de início. O foco também é melhorado, os estados de alerta são reduzidos e as ruminações do ego são menores, como apontam Goleman e Davidson (2017).

Para aqueles que já acumulam de mil a 10 mil horas de prática de meditação, além de todo o benefício inicial, Goleman e Davidson (2017) apontam que a ciência já comprova, por meio de mensuração hormonal e neural, a redução do nível de estresse no organismo. A inclinação ao altruísmo, a ressonância com relação à dor do outro e o sentido de ajuda são ampliados. O foco aumenta, o estado de consciência é mais ativo, assim como o apego é reduzido. A percepção física é de uma respiração mais calma e tranquila, e a resposta imune se fortalece (Goleman; Davidson, 2017).

Os praticantes de longas horas de meditação, ou de nível elevado, que acumulam de 12 mil a 62 mil horas de prática de meditação, aprofundam-se nos resultados anteriores, que se tornam mais acessíveis ou sempre ativos nos indivíduos. O processo de recuperação após estados de estresse é rápido, a sensação de dor é de curta duração e o estado meditativo é acessado com extrema facilidade. Não é preciso orientar a mente para acessar a bondade, a calma, o foco; tudo isso se torna parte de uma nova maneira de processamento das experiências, das emoções e das respostas à vida – é o que Goleman e Davidson (2017, p. 210) chamam de "traços alterados ou características duradouras".

Os estados mais duradouros são alcançados por praticantes intensivos de meditação. O que ressaltamos é que, para que novos e aprofundados estágios de treino da mente sejam alcançados, é preciso que haja a dedicação de maior tempo e a prática constante.

Podemos comparar a prática da meditação aos treinos de atletas que se apresentam naturalmente, sem esforço em suas habilidades em momentos de competição: de tanto treinar, a competição se torna mais um momento de execução fluida de movimentos repetidos, de maneira natural e sem esforço.

4.5.4 Meditação na palma das mãos

O mundo é interligado; trata-se de um processo irreversível. Dispõe-se de dispositivos inteligentes, aparelhos conectados à internet, inteligência artificial, processadores quânticos. Como não utilizar tais tecnologias a favor do treino da mente? Nada substitui o pensamento próprio, os registros emocionais que somente o homem consegue produzir, sentir e experenciar;

porém, negligenciar as ferramentas disponíveis e cotidianas para a promoção do hábito de meditar pode ser uma visão ultrapassada.

Nada pode ser tão simples como se sentar e respirar; talvez tamanha simplicidade seja incômoda diante de tantas complexidades das quais todos precisam (ou não) dar conta. Aliar a conectividade, ou as ferramentas de conexão, à meditação é promover a qualidade de vida, o autocuidado, a auto-observação, isto é, o autoconhecimento. A ciência já está atenta ao novo movimento social das conexões instantâneas e vem desenvolvendo pesquisas sobre a meditação e os aplicativos para dispositivos móveis que tornam acessível essa prática.

É interessante observar o movimento de acessibilidade da meditação por meio do uso de dispositivos móveis. Um aparelho que prende a atenção, dispersa, consome tempo, foco e até mesmo distancia pessoas próximas é capaz de conduzir o indivíduo para a reconexão, para a consciência, a calma e o relaxamento. Trata-se de um salto na acessibilidade e na disseminação da importância da saúde mental, na retomada da consciência e da transformação da sociedade em massa.

A escolha é livre, o ato de acessar tais aplicativos é um movimento que somente a pessoa pode executar, mas incentivar o acesso e disponibilizar opções são ações que vão ao encontro da transformação que a meditação pode promover.

Música para relaxar ou dormir, uso de cronômetros, meditações guiadas, terapia bineural, controle de ansiedade e estresse, sons da natureza para meditar, nomes remetendo ao estado "zen", de serenidade, relaxamento e calma são encontrados nos aplicativos que possibilitam a meditação. Há aplicativos com mais de 50, 100 ou 500 mil *downloads*. Aqui reiteramos o incentivo à experimentação por meio da escolha de um dos aplicativos para auxiliar na prática de meditação.

Síntese

Nossa inteligência, nossos sentidos, as memórias que criamos: somos nossos maiores inimigos e nossos melhores amigos, além de agentes de transformação. Nossa qualidade de vida e nossa inteligência estão diretamente relacionadas aos nossos estados internos, emocionais, mentais e fisiológicos.

Nunca ficou tão evidente que o autocontrole, o autocuidado, a autogestão das emoções e dos pensamentos se fazem necessários em tempos de isolamento, interações virtuais e conversas resumidas em mensagens de texto. A busca da aceitação, da perfeição, de "curtidas" e da influência digital, o isolamento diante das telas, as críticas e os julgamentos em massa e a divulgação da falsa ideia de uma vida perfeita vêm colocando a mente em estados de descontrole, angústia, sofrimento, fobias, agressividade e dependência cada vez mais cedo.

A meditação, como visto, tem efeitos de curto, médio e longo prazos. É constatado cientificamente que o tempo de treino da mente por meio da meditação altera os estados internos em decorrência da neuroplasticidade natural do ser humano. Além disso, quanto mais duradoura for a prática, mais fácil será para o indivíduo manter os estados de harmonia e equilíbrio no dia a dia.

Um ser humano consciente reconhece sua capacidade associativa para se manter saudável. Sua própria particularidade e o próprio reconhecimento são suficientes para que ele permaneça líder de suas emoções, de seus pensamentos e de suas atitudes.

A meditação como prática direcionadora de estados mais elevados de consciência está presente há mais de 2 mil anos, e a ciência vem estudando o que os praticantes do treino mental já buscavam há muito tempo: um caminho de saída da mente inconsciente para o despertar da mente consciente e a transcendência de estados egoicos enraizados.

Por meio da prática de meditação, o ser humano se coloca como agente transformador da própria realidade. Trata-se de uma ferramenta pela qual o desdobramento corpo-mente-emoção e a relação saúde-doença ganham um novo olhar. Os estados emocionais, as formas-pensamento, as atribuições de significados, os novos olhares sobre antigas situações se apresentam como caminhos de cura e evolução.

A meditação, como parte integrante das Pics desde 2017, conforme a Portaria n. 849/2017, é uma ferramenta de desenvolvimento da interação corpo-mente-emoção. Desconsiderar essa associação é um passo retroativo impensável pelas ciências e pela medicina atualmente. A mudança de hábitos nunca esteve tão em alta para a promoção de uma vida com mais qualidade e preservada em harmonia e saúde.

A capacidade de mudança individual e, consequentemente, social é infinita, cabendo a cada um realizar o treino da meditação para que esse movimento crescente se fortaleça ainda mais. Irreversível ele já é, pois o número de praticantes, de estudos científicos e de aportes financeiros para a realização de estudos é cada vez maior. Cultivar a estabilidade mental individual, desde a menor idade até as idades mais avançadas, vai ao encontro da construção de uma sociedade que leva em consideração um indivíduo integral.

O ser humano consciente de si e conhecedor da interdependência interna (mente, corpo, emoção, fisiologia) e da ressonância externa eleva o nível de consciência e de relacionamentos, escolhas e posicionamentos individuais e coletivos.

Meditar é treinar a mente para observar os pensamentos, sensibilizar o corpo para compreender as reações que surgem e, assim, corrigi-las ou anulá-las. Esse movimento já foi iniciado e encontra-se em expansão por meio do ensinamento da meditação nas escolas, do incentivo de momentos de reconexão no ambiente de trabalho, assim como do crescimento da procura por ferramentas que facilitem a meditação individual.

Meditar não traz prejuízo ao indivíduo, muito pelo contrário: a meditação o reconecta à fonte original dos estados de felicidade, harmonia, equilíbrio, amorosidade, benevolência que vão adormecendo no decorrer da dominância da inconsciência como estilo de vida. Da mesma forma que o indivíduo se deixou dominar pela sua própria inconsciência, cabe a ele o movimento de retomada da consciência, que é possível por meio da meditação.

A prática integrativa de meditação se une aos estudos da neurociência no campo da saúde para o entendimento de sua utilização. A demonstração de diferentes resultados, considerando-se o tempo dedicado à prática e a familiarização com a habilidade do treino mental, remete ao objetivo original da meditação: transcendência ou superação de situações emocionais, mentais e de atitudes do ser humano. O que originalmente os praticantes buscavam e era chamado de *despertar* hoje a ciência denomina *alteração de traço mental e comportamental*.

Questões para revisão

1. Qual é a origem das práticas integrativas?
2. Descreva o que é ser integral na percepção de saúde assumida pela OMS.

3. Analise as afirmativas a seguir e marque V para as verdadeiras e F para as falsas.
   ( ) Meditação é a prática de não pensar.
   ( ) A adesão às práticas integrativas não encontra resistências.
   ( ) As práticas integrativas substituem os tratamentos da medicina tradicional.

   Agora, assinale a alternativa que apresenta a sequência correta:

   a) V – V – F.
   b) V – F – F.
   c) V – V – V.
   d) F – V – V.
   e) F – F – F.

4. Analise as afirmativas a seguir e marque V para as verdadeiras e F para as falsas.
   ( ) A neuroplasticidade é somente um processo que ocorre na fase adulta de uma pessoa.
   ( ) O aperfeiçoamento da mente é um processo que não pode ser ensinado.
   ( ) Meditar também é pensar.
   ( ) Podemos direcionar a mente para acessar o inconsciente enquanto dormimos.

   Agora, assinale a alternativa que apresenta a sequência correta:

   a) V – F – F – V.
   b) V – F – V – F.
   c) V – V – F – F.
   d) F – F – V – V.
   e) F – V – V – F.

5. Analise as afirmativas a seguir e marque V para as verdadeiras e F para as falsas.

( ) A meditação serve somente para o tratamento de doenças.

( ) A interferência externa na mente acontece somente na fase adulta.

( ) Meditar é um treino que pode ser praticado em todas as idades.

( ) Os praticantes de longa data de meditação são propensos a desenvolver traços alterados positivos e permanentes na mente.

Agora, assinale a alternativa que apresenta a sequência correta:

a) V – F – F – V.
b) F – F – V – V.
c) V – V – F – F.
d) V – F – V – F.
e) F – V – V – F.

Questões para reflexão

1. Sendo a prática da meditação acessível, simples e de baixo custo, qual é o maior impeditivo para o indivíduo iniciá-la?

2. Qual é a relação entre o autodesenvolvimento ou autoconhecimento e a meditação?

3. Por se tratar de uma prática que exige constância e treino, muitas pessoas não praticam meditação, mas buscam seu efeito. Qual é a relação entre essa afirmação e o contexto sociotecnológico atual?

4. Qual é a importância de se desenvolver a meditação com as crianças?

5. De que forma é possível ampliar a prática de meditação no âmbito das práticas tradicionais de medicina?

Capítulo 5
Yoga

Juliana Horstmann Amorim

> "Já além daqui, a luz que brilha do céu nas costas de tudo, nas costas de todos, nos mundos superiores entre os supremos, ela é nada mais e exatamente o mesmo que esta luz dentro do homem."
>
> (Upanisadas, 2020, p.152)

Conteúdos do capítulo:

- Cultura védica e o desenvolvimento do *yoga* – o *veda*, as upanishads, o *yoga darsana*, o *Yoga Sutra*.
- *Ashtanga yoga* – o *yoga* em oito partes.
- Estrutura de uma prática tradicional de *yoga*.
- *Yoga* no contexto brasileiro.

Após o estudo deste capítulo, você será capaz de:

1. entender o contexto histórico e cultural em que surgiu e se desenvolveu o *yoga*;
2. elencar as principais obras e linhas teóricas que fundamentam o *yoga* na condição de escola filosófica e prática;
3. adquirir maior familiaridade com conceitos importantes da filosofia hindu presentes em nomenclaturas utilizadas em práticas de *yoga*;
4. compreender como é possível estruturar uma prática de *yoga* voltada para diferentes pessoas e casos específicos;
5. vislumbrar um panorama do *yoga* no contexto brasileiro.

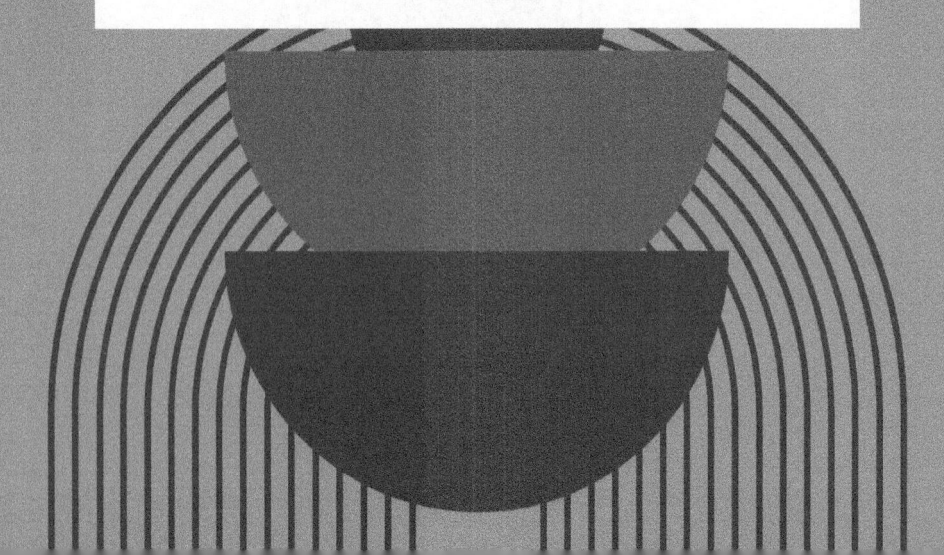

Neste capítulo, apresentaremos um panorama de uma prática que há algumas décadas tem ganhado grande visibilidade no contexto brasileiro, o *yoga*. Ao oferecer um vasto arcabouço de técnicas, conhecidas por promoverem uma série de benefícios para a saúde, o *yoga* tem conquistado um crescente número de adeptos, que buscam, por meio da prática, um estado de equilíbrio entre o corpo físico, mental e emocional.

Mas, de fato, o que é *yoga*? O que você pensa quando falamos em *yoga*? Geralmente, associamos o *yoga* a uma pessoa jovem, com aspecto sadio, usando roupa de ginástica, realizando poses complicadas em cima de um tapetinho. Essa é uma imagem bastante difundida no imaginário ocidental que, no entanto, acaba por limitar nosso entendimento a respeito do *yoga*, essa ferramenta milenar que nos convida a um encontro muito profundo com nós mesmos mediante o uso de técnicas que tomam o corpo como meio de acesso para o autoconhecimento. A associação comum que há entre a prática de *yoga* e um conjunto de técnicas performáticas, cujo ápice seria a mera capacidade de realização de posições contorcionistas, pode causar a ilusão de que o avanço no *yoga* é diretamente ligado à destreza na hora de realizar posturas avançadas. Isso pode gerar a sensação de inferioridade, ou mesmo de superioridade, em relação a outros praticantes, a depender do grau de desenvolvimento físico do indivíduo. Essa noção nos distancia da compreensão do que o *yoga* é, pois contribui para a disseminação de uma ideia de que o *yoga* seria algo que se realiza para outras pessoas, algo externo ao próprio ser. Portanto, conhecer o contexto histórico e cultural do qual emerge esse ramo de conhecimento teórico e prático que chegou até nós é fundamental para compreendermos conceitos centrais presentes na filosofia do *yoga*.

Algumas definições de *yoga* são encontradas na literatura clássica sobre o assunto. Sri Patañjali[1], a maior autoridade histórica no tema, conceitua *yoga* como o "controle dos movimentos da mente"[2] (Arieira, 2017, p. 42). Essa definição nos fornece o entendimento de que *yoga* é um estado de consciência em que o indivíduo é capaz de experimentar uma condição de elevada clareza, estabilidade e lucidez mental. Essa condição é considerada uma libertação do estado de sofrimento (*moksha*) e é chamada por Patañjali de *samadhi*. O *yoga* é apresentado, portanto, como a interrupção das agitações da mente, ou um estado elevado de consciência, e também como um caminho, uma senda prática passível de ser trilhada pela pessoa que decide estabelecer uma conexão com seus aspectos interiores. Essa prática pode ser realizada por meio de um sistema, composto por uma metodologia específica que abrange, além de diferentes técnicas corporais, vastas informações referentes a princípios e atitudes que estão inter-relacionados e que devem ser adotados pelo praticante de *yoga*. Assim, o *yoga* não é apenas uma técnica, ou um professor, ou mesmo um aluno. É antes o reconhecimento da necessidade do autoconhecimento, que permite o estabelecimento de um espaço interno de profunda liberdade (Silva, 2009).

---

1 *Sri* é uma palavra de origem sânscrita utilizada na linguagem coloquial como forma de tratamento respeitoso geralmente destinado a divindades.

2 Neste capítulo, vamos mencionar alguns conceitos do hinduísmo, os quais serão citados no texto em sua língua original para facilitar a compreensão do sentido, muitas vezes bastante amplo, de alguns termos que aparecem nos referenciais teóricos sobre o *yoga*.

5.1 Cultura védica

Registros arqueológicos, que datam aproximadamente de 2500 a 1600 a.c., apontam para os primeiros indícios de uma das mais antigas civilizações, conhecida como *civilização védica*, que se desenvolveu no Vale do Indo (Feuerstein, 2001). Essa civilização se desenvolveu no decorrer de séculos na região geográfica do noroeste do subcontinente indiano, que, atualmente, compreende os territórios da Índia, hoje considerado o sétimo maior país em extensão territorial, além de Paquistão, Bangladesh, Nepal e Sri Lanka.

Há certo consenso entre arqueólogos, linguistas e historiadores de que, após o declínio dessa antiga civilização, por volta do século XVI a.c., nessa região se instalaram e se desenvolveram povos oriundos do Ocidente, que se autodenominavam *aryas* (posteriormente ficaram conhecidos como *arianos*) e falavam sânscrito (Eliade, 1996). Parte dessa cultura pôde ser conhecida por meio de sua produção literária, que foi, durante muito tempo, transmitida apenas oralmente, sendo propagada também via escrita na língua sânscrita[3] muito tempo depois. Os conhecimentos mais antigos dessa cultura fazem parte dos *vedas* (sabedoria), que compõem a maior escritura sagrada da cultura hindu. Os *vedas* foram compilados no período categorizado como Era Brahmânica (Feuerstein, 2001) e tratam da revelação de uma ordem cósmica universal, conhecida como *sanatana dharma*, a partir de uma consistente cronologia, além de uma sofisticada estrutura de saberes sobre diferentes aspectos da cultura e da sociedade. Nas linhas que seguem, vamos realizar um breve percurso por esse grande e

---

3   O sânscrito foi uma língua falada e acessada. Há outras línguas na Índia que também são védicas.

complexo compilado de textos que percorreram muitos séculos, dentro da tradição oral indiana, até chegar aos nossos dias.

5.1.1 Estrutura dos *vedas*

Os *vedas* estão organizados em torno de três temas fundamentais: a existência do indivíduo, o cosmos e aquilo que é a causa e a manutenção dos dois primeiros. Todo o conhecimento presente nos textos sagrados tem duas naturezas. A parte mais antiga, estruturada em uma vasta tradição oral, muito antiga, é conhecida como *Sruti*, ou "aquilo que foi ouvido" pelos sábios, conhecidos como *rishis*, e foi transmitida por meio da oralidade, de ritos e de processos iniciáticos. O *veda Sruti* não tem autores específicos e é considerado um texto de inspiração divina. Esses conhecimentos foram transmitidos oralmente no decorrer de séculos, ao longo das gerações, e a compilação em escrituras, com base em métricas precisas, ocorreu tardiamente. A outra parte que compõe a estrutura dos *vedas* é conhecida como *veda smrith*, ou "o conhecimento lembrado". Essa seção foi sendo destrinchada, transmitida e escrita por meio de autores definidos, dividindo-se nas seguintes temáticas: *ayurveda* (medicina), *gandharvaveda* (música indiana), *vyakarana* (gramática), *jyotes*a (astrologia), *kalpa* (ritualística), *siksa* (fonética), *nirukta* (etimologia), *arthasastra* (economia), *chandra* (métrica), *dhanmerveda* (artes marciais). O *veda smrti* ainda pode ser desmembrado em *purna* (histórias e épicos), *sastras* (tratados sobre condutas humanas) e *ithiasa* (poesias épicas) (Arieira, 2017).

O livro dos *vedas* tal qual é conhecido atualmente foi compilado entre 2000 e 1000 a.C. por Vyiasa. São compostos por quatro partes, a saber: *rig veda, sâma veda, yajur veda, atharva veda*, que contêm seis noções fundamentais: (1) a da existência de uma realidade superior, conhecida como *ísvara*, que pode ser acessada por meio de nossos sentidos sensoriais; (2) a ideia de que temos uma parte que é imortal, chamada de *atman*; (3) a ideia de que o maior objetivo da vida humana é autoconhecer-se para que assim se atinja a libertação, *moksha*, permanente do sofrimento; (4) uma inclinação à cooperação da vida presente em todos os seres vivos, chamada *dharma*; (5) a percepção de que a realidade do mundo é dual, em que prazer e dor são elementos que se alternam constantemente; (6) por fim, a lei universal da ação e da reação na qual estamos todos inseridos e que move a roda da existência, conhecida como *karma*. Para que você apreenda, de maneira sintetizada, essas noções centrais dos *vedas*, é possível resumi-las da seguinte forma: (1) o si mesmo; (2) o cosmos; (3) a totalidade; (4) o objetivo da vida; (5) os obstáculos; (6) os meios para superação dos obstáculos (conhecimento e concentração da mente).

Em cada um dos quatro *vedas*, ainda há dois eixos em torno dos quais os conhecimentos são tratados: o *karma kanda* e o *jñāna kanda*. O *karma kanda* enfatiza formas de ação (*karma*), os valores éticos (*dharma*), a busca pelo prazer (*kama*) e a segurança (*artha*), ao passo que *jñāna kanda* enfoca aspectos mais filosóficos a respeito da vida, da mente, do cosmos e da liberação do sofrimento (*moksha*). Desse modo, os *vedas* tratam das leis que governam as ações e seus resultados, assim como do conhecimento da natureza do indivíduo.

Podemos, então, entender os *vedas* como um recurso disponível que fornece conhecimentos sobre os aspectos sutis da realidade. Condensados, esses temas presentes nos *vedas* são chamados de *upanishads*.

Upanishads

As *upanishads* são consideradas as primeiras escrituras sobre o *yoga* e versam sobre rituais e técnicas para interiorização. Nas *upanishads* aparece a raiz sânscrita da palavra *yoga*, cujo radical é *yuj*, que significa "juntar", "integrar", "concentrar". E o que esses termos querem dizer? Juntar, integrar e concentrar que aspectos? Em uma definição ampla, podemos entender o *yoga* – com base no sentido de seu radical *yuj* – como a integração de aspectos aparentemente divergentes, mas que fazem parte de uma única realidade (Upanisadas, 2020). De modo resumido, um dos princípios fundamentais que perpassam as *upanishads* se assenta na ideia central de que o ápice da existência humana é a libertação da limitação que nos faz acreditar que, como indivíduos, estamos separados do todo. Essa limitação, que gera sofrimento, é apresentada como uma ilusão, causada por uma perspectiva ignorante que temos a respeito da realidade, e não como um fator real, e por isso o trabalho de discernimento entre aquilo que é real e aquilo que não é torna-se imprescindível para a liberação. De acordo com Gloria Arieira (2017, p. 21),

> O sentimento constante de carência e de limitação do ser humano é devido à ignorância de si mesmo e à conclusão errada de sua real identidade. Por isso, a solução para este problema fundamental que sempre o acompanha é o autoconhecimento. Porém, sua mente necessita de um preparo, e este é alcançado através de um estilo de vida chamado Yoga.

Para que esse conhecimento seja desenvolvido, as *upanishads* nos apresentam dois estilos de vida: uma de renúncia e outra que é uma vida de *yoga*. A propósito, em um primeiro momento, talvez você possa considerar que essas ideias são muito abstratas e complexas e que, portanto, seria muito difícil acessar todo esse conhecimento para se conseguir algum tipo de libertação. Essa é uma sensação comum quando temos contato com um material tão profundo e complexo quanto as escrituras védicas. No entanto, o cerne do *yoga*, que nasce desse berço epistemológico védico, aponta que o maior e mais sofisticado dos conhecimentos é o conhecimento de si mesmo, e o *yoga* pode ser um caminho para isso, para o mundo interior. Essa perspectiva pode ser transformadora no que diz respeito à maneira como enxergamos a nós mesmos e como nos tratamos.

5.1.2 *Sad-darsanas*: *sânkhya* e *yoga*

Voltadas para as temáticas centrais de que tratam os *vedas*, diferentes sistemas filosóficos indianos surgiram, conhecidos como *sad-darsanas*, entre os quais está o sistema filosófico do *yoga* (Zimmer, 2008). Estamos falando de um longo período de tempo, de vários de séculos, em que foram sendo estruturados complexos conceitos relativos à existência humana. A palavra *darsana* deriva da raiz sânscrita *ver*, e seu sentido pode ser compreendido como "visão", ou mesmo "ponto de vista". O sentido mais profundo desse termo ainda faz referência a um modo de enxergar a realidade, a partir de um olhar sobre nós mesmos (Desikachar, 2019). Então, esses sistemas filosóficos buscam responder, de modo claro, a determinadas questões fundamentais acerca da constituição do cosmos e do ser humano.

No total são seis escolas filosóficas védicas: (1) *vedanta*, que trata da investigação sobre o absoluto e sobre a libertação do ser humano, tomando como referência os textos das *upanishads;* (2) *vaisépika*, que trata do conhecimento e da classificação dos entes existentes; (3) *nyaya*, que trata do estudo da lógica; (4) *purva mimamsa*, que trata do estudo da conduta humana à luz do *veda* e da ritualística; (5) *sânkhya*, que trata de uma cosmovisão acerca da realidade, com enfoque na enumeração dos princípios da realidade (conhecidos como *tattvas*); 6) *yoga*, que trata da concentração mental e das maneiras práticas para que o ser humano atinja a libertação (Arieira, 2017).

Entre essas seis escolas filosóficas, o *sânkhya* é também considerado a escola filosófica do *yoga* e nos apresenta o conhecimento, a teoria a respeito da constituição da realidade externa e interna do ser humano. O *yoga*, por sua vez, é entendido como a senda prática do *sânkhya*. Sem *sânkhya* não há *yoga*. Desse modo, é importante pincelarmos alguns pontos fundamentais a respeito dessas filosofias que se complementam.

Na perspectiva do *sânkhya*, a realidade é dual, constituída de matéria e espírito, ou *purusa* e *prakrti*. A discriminação entre essas duas realidades (matéria e espírito, *purusa* e *prakrti*), ou seja, a capacidade de discernimento entre aquilo que é real e aquilo que não é (ilusão), é o ápice da potência da mente humana, considerada o instrumento mais sofisticado capaz de tal discernimento com relação à natureza da realidade. Vale lembrar que a noção de *mente* para o *sânkhya* é distinta da noção que usualmente temos no Ocidente. Em geral, concebemos a mente como nossa parte que "pensa" e raciocina, e somente isso. Para o *sânkhya*, todas as nossas experiências internas, subjetivas, que consideramos do âmbito emocional, são a mente. E, por ser tão ampla e complexa, para acessarmos sua plena capacidade, é importante compreendermos seu funcionamento. Assim, a mente é entendida a partir da seguinte divisão: *buddi*, que designa a parte mais profunda, o órgão interno capaz de inteligência, tem natureza sutil, ou seja, não está vinculada diretamente a um espaço físico cerebral, mas a um estado; por sua vez, *ahamkara* é considerada a dimensão da mente que se identifica com o mundo, responsável pela criação de nosso senso de individualidade, classificada também como *ego*.

Um ponto muito importante que é possível destacar dessa cartografia da mente proposta pelo *sânkhya* é a dissociação que há entre o intelecto e o eu. Em outras palavras, trata-se do entendimento de que o indivíduo não é aquilo que pensa nem aquilo que sente, pois há uma instância interna que é capaz justamente de perceber essas partes que pensam e que sentem. Então, quem é isso que sente e que pensa? Essa é uma boa pergunta e que nos direciona para o conhecimento de nossa natureza mais profunda. Como já foi mencionado, ao passo que o *sânkhya* nos fornece a base teórica para o entendimento do funcionamento da mente, o *yoga* nos fornece as maneiras de como proceder para lidarmos com o mundo interno.

Com base no que explanamos até aqui, podemos compreender o *yoga*, então, como um sistema filosófico, que foi aprimorado durante séculos, conhecido atualmente como *yoga clássico*, pois é reconhecido como uma das escolas filosóficas indianas.

Posteriormente aos *vedas* foi produzida uma extensa literatura indiana cujos temas abrangem questões filosóficas que permeiam o universo do *yoga*. O famoso livro *Bhagavad Gita*[4], produzido entre os séculos 5 e 3 a.C., é considerado um escrito que versa sobre alguns princípios e definições relativos ao *yoga*, em um diálogo que ocorre entre os personagens Krishna e Arjuna diante da iminência de um combate de guerra (Prabhupada, 2017). Nesse diálogo, Krishna aponta três definições sobre *yoga*: equanimidade da mente, destreza na ação e dissociação da associação com o sofrimento. Em síntese, o *Bhagavad Gita* traz reflexões sobre o

---

4   O livro é um dos capítulos do épico *Mahabharata*, e o que é dito no *Bhagavad Gita* é considerado uma extensão das *upanishads* (Prabhupada, 2017).

conhecimento do absoluto, da ordem cósmica que governa o funcionamento do universo, e destaca que uma mente treinada, a partir da prática de *yoga*, torna-se capaz para a assimilação desse conhecimento. Dessa perspectiva, *yoga* é o que prepara a mente para a aquisição do autoconhecimento.

Todo esse embasamento ancorado nas escrituras tradicionais, *upanishads, sânkhya, yoga darsana* e *Bhagavad Gita*, fornece o aporte para entendermos uma das principais qualidades do *yoga*: o entendimento de que a referência daquele que pratica deve ser interna, e a experiência deve ser direta, isto é, cada um deve vivenciá-la. Isso significa que é possível aprender as técnicas com um professor, mas a vivência delas, bem como o conhecimento que provém dessa experiência, é individual e intransferível.

Chamamos essa experiência direta da verdade de *sádhaka*, e é ela que conduz a uma sabedoria interior, chamada de *sraddhá*, que pode ser descrita como o sentimento que o ser humano tem ao acreditar que é possível superar sua condição limitada por meio da capacidade de se elevar para além da dualidade do sucesso e do fracasso, do prazer e da dor, por exemplo. Essa capacidade provém da equanimidade da mente, que torna as pessoas mais capazes de reconhecer a própria liberdade intrínseca, tanto no sofrimento quanto no prazer, sem fortes oscilações diante de conquistas ou fracassos, ganhos ou perdas, vitórias ou derrotas. Essa atitude nos ajuda a compreender que o sofrimento que sentimos (e que é inerente a todo ser humano) baseia-se em uma expectativa ilusória sobre a realidade e que "a libertação nada mais é que a tomada de consciência de uma situação já existente, mas sobre a qual a ignorância lançou véus" (Eliade, 1996, p. 42).

Ao conhecermos a matriz de conhecimentos à qual o *yoga* está vinculado, podemos compreender que os benefícios físicos promovidos pela prática são apenas uma pequena parte do que é possível obter por meio das ferramentas que o *yoga* fornece para um caminho de autoconhecimento, capaz de levar as pessoas para estados mais elevados de consciência.

O *yoga* tal como é conhecido atualmente tem suas raízes em um importante movimento cultural e filosófico, denominado *movimento tântrico*, que ocorreu entre os séculos VIII a.C. e XII d.C., na Índia, e esteve associado à tradição do sivaísmo[5] (Wallis, 2018). Entre outros temas, esse grande movimento tântrico ressaltava a importância do culto à deusa (Mahadevi), deslocando, assim, a centralidade de uma perspectiva majoritariamente patriarcal para uma que concebia a sacralidade dos corpos e dos aspectos femininos, compreendidos como dimensões divinas (Lysebeth, 1994). É importante ressaltar que esse movimento tântrico, que floresceu na antiga Índia, pouco se assemelha ao que hoje é difundido no Ocidente como *tantrismo*. A perspectiva antiga assumia, antes, uma visão filosófica muito mais complexa a respeito do corpo, da mente, da saúde e da sociedade. Foi nesse contexto que se estruturou o *hatha yoga*, expressão que significa "integração entre os pares de opostos" (Svatmarama, 2017), e que se passou a difundir práticas corporais refinadas, baseadas no *astanga yoga* de Patañjali (Taimni, 2011). A partir do século XIX, vários mestres e gurus expandiram a cultura védica e as práticas de *hatha yoga* para o Ocidente, e diferentes escolas de *yoga* surgiram.

---

5   Sivaísmo, ou xivaísmo, adota o culto a Shiva e é uma das principais tradições devocionais indianas do hinduísmo.

5.1.3 *Yoga Sutra*

Até aqui traçamos um panorama histórico da produção de escrituras védicas que tratam, de forma ampla, dos alicerces do *yoga*. A forma como o conhecemos atualmente, no entanto, tem origem na sistematização elaborada por Sri Patañjali, que possivelmente viveu entre 500 e 200 a.C. Selecionando as principais referências da temática nos livros antigos, Patañjali escreveu um compêndio sobre o *yoga* por meio de aforismos, frases curtas, que são conhecidas como *sutras*. Essa obra, chamada de *Yoga Sutra*, versa sobre a mesma temática dos *vedas* e fornece uma sólida base para a compreensão do *yoga*, não somente como uma simples prática, mas como um caminho que conduz à plenitude por meio da preparação da mente para a possibilidade do autoconhecimento (Arieira, 2017).

O *Yoga Sutra* contém 196 sutras, divididos em quatro partes, ou *pada*: *Samāadhi Pāda, Sādhana Pāda, Vibhūti Pāda e Kaivalya Pāda* (Patañjali, 2017). Vejamos a seguir como se caracteriza cada uma dessas partes:

1. **Samadhi-pada** – Patañjali define, nesse capítulo, o que é *yoga* e apresenta seu objetivo final: o *samadhi*, que pode ser compreendido como a permanência na verdade de si mesmo. *Samadhi* também pode ser entendido como o pináculo da concentração mental, ou seja, é o estado total da concentração da mente. O objetivo do *yoga*, então, é apresentado como o comando da mente, para que o indivíduo, por meio do conhecimento, permaneça em sua real natureza, que não tem limitação e, portanto, é livre de sofrimento, causado pela ignorância de si mesmo. *Samadhi* é, desse modo, um estado em que a mente está livre de pensamentos e pode ser claramente apreciada. É por esse motivo que o processo de aquietação da mente, para que haja estabilidade, também é

apresentado como o objetivo do *yoga*. Quando se atinge esse nível de serenidade, há a expressão da verdadeira natureza do indivíduo (Moors, 2019).

2. **Sadhana-pada** – Nesse capítulo, o autor apresenta a disciplina do *yoga* e um caminho de prática proposta ao praticante a partir de uma metodologia composta por oito partes, ou oito *angas*, essenciais do *yoga*, conhecidas como *asthanga yoga*. Essa disciplina se baseia em princípios, que podem ser descritos como: refreamentos, observâncias, postura, controle da respiração, abstração dos sentidos, concentração, meditação e integração, que são os oito componentes do *yoga* (Moors, 2019). Nessa parte, Patañjali apresenta os cinco primeiros *angas*:

   - *yama*, que pode ser compreendido como condutas éticas: *ahimsa* (não violência), *satya* (veracidade/autenticidade), *asteya* (honestidade/integridade), *brahmacharya* (continência), *aparigraha* (não possessividade);
   - *niyama*, que pode ser compreendido como atitudes internas: *saucha* (purificação que produz desapego, que produz clareza e concentração), *samtosa* (felicidade), *tapah* (austeridade que produz destruição de impurezas), *svadhyaya* (autoestudo que produz união com o todo), *isvara pranidhana* (iluminação);
   - *asana* (posturas psicofísicas);
   - *pranayama* (técnicas respiratórias);
   - *pratyahara* (abstração dos sentidos/foco).

3. **Vibhuti-pada** – Nesse capítulo, os três últimos membros, ou *angas*, são apresentados:

   - *dharana* (concentração, que é o isolamento da mente dentro de uma área mental delimitada, com o foco em um objeto de concentração);

- *dhyana* (meditação que ocorre após o fluxo ininterrupto da mente voltado para a concentração no objeto escolhido);
- *samadhi* (contemplação e integração).
4. **Kaivalya-pada** – Por fim, nesse capítulo, Patañjali analisa a natureza e a função da mente, a natureza do desejo e seu poder de aprisionamento, bem como a natureza da liberação e seus efeitos.

Por meio desse conjunto, Patañjali oferece um detalhamento sobre como adquirir disciplina para uma vida plena: a necessidade de constância, de clareza para o entendimento das próprias emoções, de paciência para o autodomínio, de firmeza e de perseverança para se alcançar a libertação dos sofrimentos. O *yoga* é apresentado, portanto, como a separação da confusão, o discernimento, a separação do real e do irreal, a não confusão entre corpo e mente. Por meio dos sutras, Patañjali enfatiza que a principal ferramenta para realizar essas tarefas é a disciplina da mente (Desikachar, 2019). É possível afirmar, então, que o *Yoga Sutra* é a sistematização do processo de meditação.

Podemos notar que o domínio da própria mente é a principal tarefa que aparece em todos os ensinamentos védicos que versam sobre a plenitude humana. Tendo isso em vista, fica evidente que a saúde do indivíduo está diretamente ligada à saúde da própria mente e à capacidade de conhecê-la. Uma mente esclarecida e concentrada é capaz de objetividade. O *ashtanga yoga* prepara o indivíduo para "ir para dentro" de si mesmo, e a meditação é a coroa desse processo. Por meio do *Yoga Sutra*, Patañjali esclarece que o *yoga* é um sistema disponível a todas as pessoas, independentemente de culturas e convicções religiosas.

Há também outras metodologias do *hatha yoga* que apresentam descrições diferentes de cada *anga*, mas todas respeitam a sistematização de Patañjali. Existem muitas outras linhas contemporâneas de *yoga* e adaptações, como *ashtanga vinyasa, iyengar,* yogaterapia, entre muitas outras. A síntese do desenvolvimento do *yoga* pode ser descrita da seguinte forma: *yoga* > tantrismo > *hatha yoga* > linhas contemporâneas.

5.1.4 Técnicas de uma prática de *yoga* tradicional

Uma prática tradicional de *yoga* é, geralmente, dividida em algumas partes, as quais podem ser organizadas de diferentes maneiras para uma prática individualizada ou em grupo.

Etapas

A seguir, elencamos as etapas fundamentais para a elaboração de uma prática completa.

Asanas

O *asana* (postura psicofísica) é compreendido como o primeiro componente do *hatha yoga* e, por isso, deve ser apresentado em primeiro lugar em uma prática de *yoga*.

O *Yoga Sutra* de Patañjali (Arieira, 2017) traz três definições importantes sobre *asanas*, citadas a seguir na expressão original, em sânscrito, seguida da tradução:

1. Verso 2.46 do *Yoga Sutra*: "*Sthirasukhamâsanam* – Asana é a postura firme e confortável" (Arieira, 2017, p. 157).
2. Verso 2.47 do *Yoga Sutra*: "*Prayatnasaithilyânantasamapattibhyâm* – Através da meditação no ilimitado e da diminuição das atividades (há a conquista da postura firme e confortável)" (Arieira, 2017, p. 158).

3. Verso 2.48 do *Yoga Sutra*: "*Tato dvandvânabhighâtah* – Disto, não advém a perturbação causada pela dualidade" (Arieira, 2017, p. 159).

Conforme demonstra a literatura clássica sobre o tema, os *asanas* são capazes de proporcionar quietude física e mental e auxiliam na liberação de enfermidades, tornando o corpo mais flexível.

As posturas de *asanas* envolvem os quatro movimentos da coluna: extensão, flexão, lateralização e torção. Proporcionam condições de equilíbrio, inversão de centro de gravidade, alinhamento postural e coordenação motora. Indica-se que sejam realizados em uma sequência fluida, em que seja possível utilizar os três planos: em pé, sentado e deitado. É importante também fazer complementações, ou compensações, quando necessárias; por exemplo, ao se realizar um movimento para o lado direito, deve-se realizá-lo também para o lado esquerdo. Há também os *asanas* utilizados para o relaxamento, como o *shavasana*, e para a meditação, como o *padmasana*. A ideia que perpassa a realização dos *asanas* é a de ir do plano mais denso (físico) para o mais sutil (Silva, 2009).

Percebemos a importância da realização das posturas dentro da prática do *yoga*, pois, quando realizadas e dominadas, têm o objetivo de fortalecimento do corpo, tanto físico quanto mental e emocional. Por meio das posturas, é possível trabalhar diferentes capacidades físicas, como disciplina, força, equilíbrio e flexibilidade, e o domínio das posturas, por meio da permanência nelas, é uma etapa importante na prática do *yogi*, pois prepara o corpo para o processo de meditação.

A seguir, na Figuras 5.1 e 5.2, é possível observar a postura de relaxamento, *shavasana*, e a postura de meditação, *padmasana*.

Figura 5.1 – *Shavasana*, postura de relaxamento

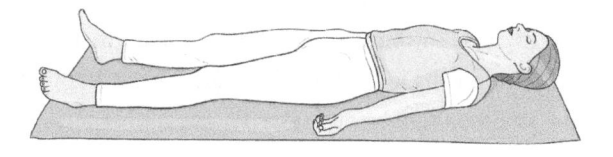

Figura 5.2 – *Padmasana*, postura de meditação

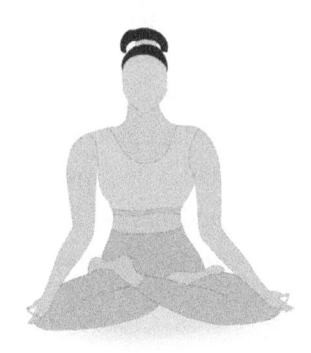

Kriya

Os *kriyas* são as técnicas de purificação interna do corpo, realizadas para a limpeza e o fortalecimento do corpo físico e sutil, e têm, por isso, alto valor terapêutico (Silva, 2009). A função dos *kriyas* é purificar o corpo antes das demais práticas de *yoga*, principalmente para as pessoas com excesso de muco e toxinas. Segundo Silva (2009), o livro *Gheranda Samhita* apresenta os *kriyas* como *shatkarmas* (aquilo que deve ser feito) e os classifica em seis processos: (1) *dhauti*, para limpeza gastroesofágica, feita por meio de uma faixa de algodão, que é engolida e depois regurgitada; (2) *basti*, para limpeza intestinal, feita por meio de sucção e expulsão de água pelo ânus; (3) *neti*, para limpeza nasofaríngea, feita com a introdução de um cordão pelo nariz até sua retirada pela boca – o *jalaneti* é também uma técnica realizada para limpeza dessa região, por meio da introdução de água morna levemente salgada nas narinas, com uma louça específica; (4) *trâtaka*, para limpeza dos olhos, alívio da tensão mental e dos nervos oculares, para a melhoria da visão, sendo uma técnica que consiste em fixar os olhos em um objeto e não piscar até os olhos lacrimejarem; (5) *nauli, que é o* massageamento dos órgãos da cavidade abdominal e consiste em movimentar o abdômen para a esquerda e para a direita; (6) *kapalabhati,* para estimular a circulação sanguínea e os nervos, além de fazer o massageamento do órgãos do abdômen, tranquilizar a mente e auxiliar em enfermidades respiratórias; consiste em uma rápida prática de inspiração e expiração com ênfase na movimentação abdominal. Os *kriyas* são muito úteis para desconfortos causados por alergias, poluição, mudanças climáticas, asmas e resfriados.

Bandhas e *mudras*

Os *bandhas* são técnicas de contração que podem ser realizadas em diferentes etapas da prática. O termo significa "trava" e diz respeito à retenção do *prana* (energia vital) para armazená-lo ou canalizá-lo para regiões específicas do corpo físico (órgãos e glândulas) e sutil (*chakras* e *nadis*[6]). Os *bandhas* podem ser reali-

---

[6] *Chakra*, em sânscrito, significa "roda", "círculo". Os *chakras* designam os vórtices energéticos dispostos ao longo da linha da coluna vertebral e em outras partes do corpo. São responsáveis pela entrada e saída de *prana* (energia vital) e têm natureza sutil, ou seja, não são visíveis a olho nu, mas estão diretamente ligados ao sistema fisiológico, afetando diretamente o funcionamento de órgãos e vísceras. Por sua vez, as *nadis* designam os canais por onde circula a energia vital no corpo humano, estando também conectadas aos *chakras* (Dale, 2017).

zados concomitantemente aos *asanas* e ao *pranayama*, potencializando os efeitos dessas outras técnicas. A ação fisiológica benéfica dos *bandhas* ocorre porque eles auxiliam o retorno do sangue venoso. Os quatro principais *bandhas* são: (1) *jihva bandha* (trava da língua no palato); (2) *jalandhara bandha* (trava da garganta); (3) *uddiyana bandha* (trava da parte mais alta do abdômen); e (4) *mulabandha* (trava do assoalho pélvico e parte baixa do abdômen) (Silva, 2009).

Os *mudras* podem designar uma postura corporal realizada como um gesto (Silva, 2009), um gesto reflexológico realizado com as mãos e os dedos, ou ainda o controle de determinados órgãos para auxiliar a concentração. Alguns exemplos são: *jnana*, considerado um gesto de sabedoria, é feito com a palma da mão voltada para cima e o polegar tocando o dedo indicador; *anjali*, considerado um gesto de saudação ou adoração, é feito com as mãos unidas em frente ao peito; *dhyana*, considerado um gesto de meditação, feito com a mão direita repousada na mão esquerda, ambas voltadas para cima.

A seguir, nas Figuras 5.3 a 5.5, é possível observar alguns *mudras* realizados com as mãos.

Figura 5.3 – *Dhyana mudra*

Valentina Kalashnikova/Shutterstock

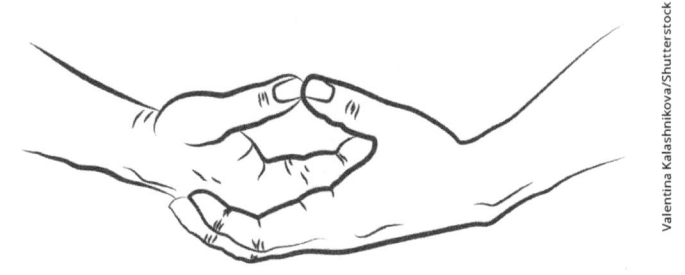

Figura 5.4 – *Jnana mudra*

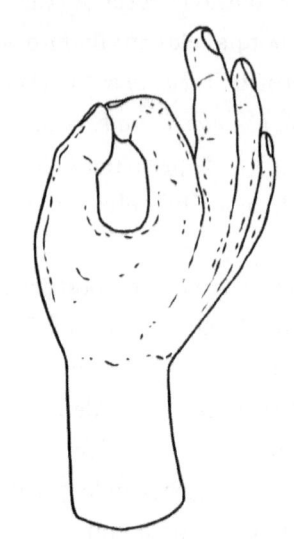

Figura 5.5 – *Anjali mudra*

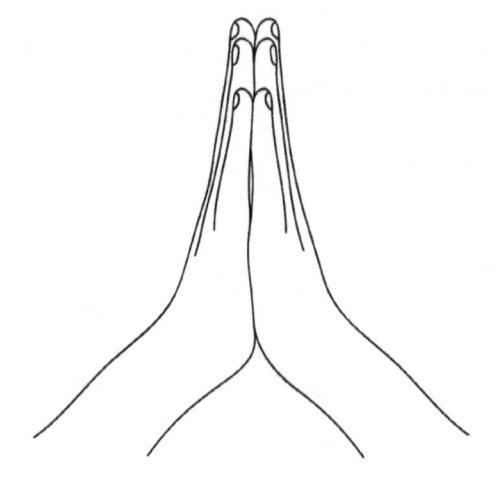

Pranayama

O *pranayama* é a prática em que o indivíduo entra em contato com sua respiração por meio de algumas técnicas respiratórias (Silva, 2009). Um importante conceito no *yoga* é o *prana*, que designa a energia vital presente abundantemente no universo. O *prana* é responsável pela energia vital presente em nosso corpo, e nós o inalamos por meio da respiração, de modo que as práticas respiratórias do *yoga* fornecem ferramentas muito benéficas para a promoção de nossa saúde. Quando inalado pelas narinas, o *prana* percorre toda a extensão do corpo pelos canais energéticos conhecidos como *nadis*. Além de circular pelos órgãos fisiológicos, como os pulmões e o coração, o *prana* circula pelas *nadis*, irrigando todo o nosso sistema sutil. Essa é uma informação relevante para compreendermos a profundidade de uma prática respiratória no *yoga*, já que seus benefícios incidem também em nossa fisiologia sutil, composta pelos canais energéticos que ligam todos os *chakras* (Dale, 2017).

Quando tomamos consciência de nossa respiração, do movimento que ocorre em nossa caixa torácica quando inalamos, retemos e exalamos o ar, ocorre uma experiência profunda e importante ancorada no conhecimento de nosso sistema corporal. As práticas de *pranayama* ajudam a equilibrar estados de ansiedade e agitação, pois tendem a acalmar a mente, trazendo consciência ao momento presente. No sistema *ashtanga yoga*, proposto por Patañjali, o *pranayama* é o quarto passo dos oito sugeridos: depois de integrar os *yamas* e os *niyamas* (princípios que constituem uma conduta moral), bem como os *asanas*, o praticante estará mais apto a assimilar as técnicas de *pranayama*.

Mantras

Os mantras podem ser considerados uma categoria de *yoga* que se baseia na meditação sobre palavras ou sons (Silva, 2009). Foram incorporados por muitas linhas de *yoga*, e suas vocalizações sonoras são capazes de auxiliar o foco da mente. O *Om*, que é um *bija mantra* (*bija* significa "som simples", monossilábico), é o mantra mais importante na tradição do *yoga*, e sua grafia em sânscrito é muito difundida.

A seguir, na Figura 5.6, é possível observar o símbolo sânscrito Om.

Figura 5.6 – Om

Martial Red/ShutterstockShutterstock

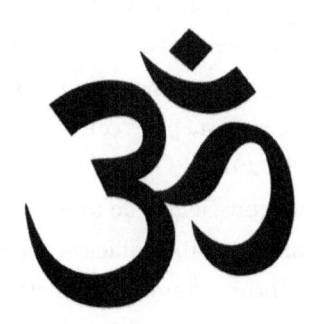

O *Om* é considerado o som primordial do universo.

Meditação

A meditação, conforme já demonstramos, é a principal parte de uma prática de *yoga* (Silva, 2009). Podemos afirmar que todas as partes anteriores, *asanas*, *pranayama*, *bandhas*, *mudras* e *kryas*, são realizadas para preparar o corpo para a meditação. Para muitos de nós, a meditação é uma tarefa difícil, pois não somos acostumados a cessar nossa agitação mental e buscar o silenciar da mente, atingindo um estado contemplativo. Por isso, essa etapa geralmente requer disciplina e persistência do praticante. Há diversas formas de meditação, e suas etapas são descritas da seguinte forma: (1) *pratyahara*, que consiste na abstração das distrações sensoriais externas; (2) *dharana*, que corresponde à manutenção da concentração, mas ainda com algumas oscilações mentais; (3) *dhyana*, que é a contemplação com fluxo ininterrupto; (4) *samadhi*, que consiste na contemplação apenas do objeto de meditação, sem a consciência de si mesma (a mente).

5.2 Estruturando uma prática de *yoga*

Conforme vimos até aqui, uma prática de *yoga* envolve a adoção de atitude, conhecimento aplicado e noção de técnicas. Todas as etapas são ricas ferramentas para colocar corpo, mente e respiração em um só foco para o desbloqueio do potencial do indivíduo.

De acordo com a literatura tradicional do *yoga*, na composição da prática, os *asanas* são realizados antes do *pranayama* e das técnicas de meditação. Contudo, o praticante de *yoga* pode optar por incluir em uma prática outras técnicas, tais como *kryas*, *bandhas*, *mudras*, mantras ou mesmo movimentos preparatórios.

Como explica Silva (2009, p. 200), "ensinar as técnicas de Yoga é algo que requer métodos apropriados, além de bom senso e um profundo conhecimento do outro, com suas potencialidades e limitações". Assim, em uma prática simples, orienta-se: incluir ao menos uma postura para cada movimento básico da coluna (flexão, extensão, inclinação lateral e rotação); incluir inspirações e expirações controladas; ter a intenção de meditar por algum tempo, em posição sentada com a coluna ereta. Para a finalização da prática, deve-se realizar uma postura de relaxamento, como o *shavasana* (postura de relaxamento).

Dessa forma, uma prática de *yoga* pode contemplar a seguinte ordem: centramento > *asanas* > *kriyas* > *bandhas* > *mudras* > relaxamento > *pranayamas* > meditação.

A seguir, nas Figuras 5.7 a 5.11, é possível observar algumas posturas, ou *asanas*.

Figura 5.7 – *Ardha matsyendrasana*, movimento de torção

Bipsun/Shutterstock

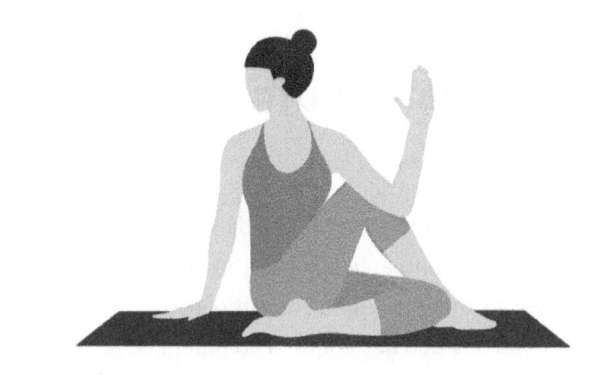

Figura 5.8 – *Ustrasana*, movimento de extensão

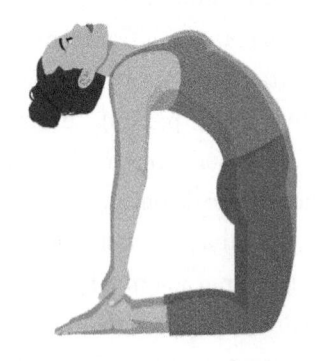

Lio putra/Shutterstock

Figura 5.9 – *Balasana*, movimento de flexão

Lio putra/Shutterstock

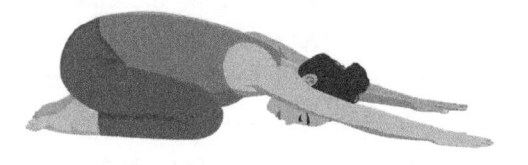

Figura 5.10 – *Navasana*, movimento de força

Lio putra/Shutterstock

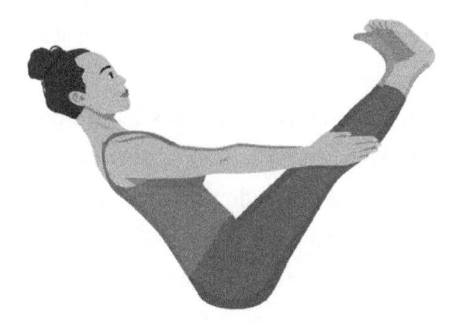

Figura 5.11 – *Natarajasana*, movimento de equilíbrio

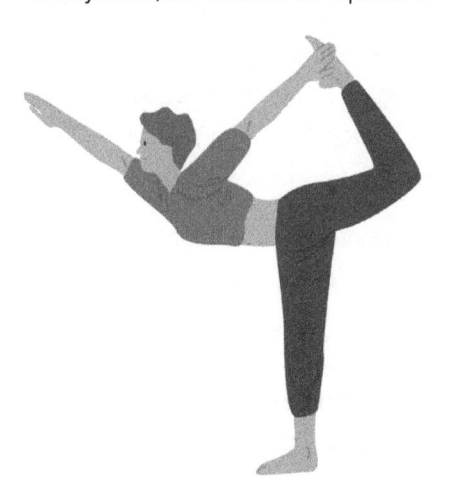

GoodStudio/Shutterstock

As técnicas de *yoga* podem ser aplicadas separadamente para casos específicos e para pessoas com diferentes condições de saúde. É importante, entretanto, conciliar as necessidades do praticante com os pressupostos tradicionais do *yoga*. Desse modo, o *yoga* pode ser praticado por pessoas de diferentes faixas etárias, desde crianças até idosos, com a adaptação de algumas técnicas, quando necessário. Pessoas com deficiências e gestantes também podem beneficiar-se do *yoga*. O ideal é sempre individualizar a prática, para que as especificidades do praticante sejam atendidas, de maneira a viabilizar a realização de posturas adaptadas (Silva, 2009).

Os exercícios respiratórios e alguns *asanas* podem ser realizados para promover tranquilização, alongamentos musculares, melhorias na postura e alívio de dores na coluna, por exemplo. As técnicas de *pranayama* podem ser utilizadas como método de centramento da mente para propiciar foco e equilíbrio mental, auxiliando no caso de algumas enfermidades de ordem psicológica. As técnicas de limpeza mencionadas, os *kriyas*, podem ajudar na desintoxicação do corpo, promovendo limpeza e bem-estar.

O *yoga* pode ser indicado para muitos casos: desvios posturais, artrites, osteoporose, fibromialgia, problemas cardiorrespiratórios, ansiedade, depressão, entre outros. De acordo com Silva (2009), os benefícios de uma prática bem realizada são diversos, entre os quais podemos elencar os seguintes:

- desenvolve e amplia a consciência corporal;
- melhora a capacidade respiratória e aumenta a capacidade pulmonar;
- melhora a flexibilidade, a resistência muscular e a força;
- promove o alinhamento postural;
- equilibra os sistemas endócrino e imunológico;

- ativa a circulação sanguínea;
- melhora os sistemas locomotor, cardiovascular, nervoso e digestório;
- melhora a forma de a pessoa se relacionar consigo e com os outros;
- reduz o estresse e a ansiedade, contribuindo para o equilíbrio emocional;
- melhora a qualidade do sono;
- aprimora a capacidade de concentração e foco;
- é fonte de autoconhecimento.

5.2.1 *Yoga nidra*

Conforme já pudemos observar até aqui, são muitos os benefícios que uma prática de *yoga* pode proporcionar. A seguir, descreveremos um conjunto de técnicas de *yoga* que promovem relaxamento, conhecidas como *yoga nidra*, e que podem ser realizadas em conjunto com outras terapêuticas.

Yoga nidra é um conjunto de técnicas que foram organizadas por Swami Satyananda Saraswati[7], na década de 1960, a partir de uma prática bastante antiga conhecida como *nyasa*, que consiste na concentração da mente apenas em um foco (Gangadhara, 2014). Essas técnicas, que abrangem a entoação de mantras, a realização de gestos e atitudes internas, produzem um efeito de relaxamento profundo, não somente dos grupos musculares, mas também capaz de mudar o estado de consciência. A palavra em sânscrito *nidra* significa "sono" e, por meio das técnicas, é possível atingir aquele estado que ocorre entre o sono e a vigília; embora

---

[7] Swami Satyananda Saraswati é considerado uma grande referência nos estudos sobre *yoga* e deixou importante legado na área.

não ocorra o sono durante a prática, esse estado é apontado como um "sono dinâmico", que é considerado um estado de consciência, de acordo com a literatura clássica. Uma prática de *yoga nidra*, de acordo com Satyananda Saraswati (Gangadhara, 2014), pode ser conduzida da seguinte maneira:

1. Preparação – Acomodar-se sobre uma superfície (a posição em *shavasana* é indicada), para relaxar e aquietar o corpo.
2. *Sankalpa*[8] – Com o corpo relaxado, pensar em alguma frase afirmativa, que seja curta e clara, em primeira pessoa e no tempo presente (sugere-se uma afirmação que aproxime a pessoa de seu propósito e que seja repetida algumas vezes mentalmente).
3. Rotação da consciência corporal – Observar atentamente o corpo todo, dos pés à cabeça, cada estrutura, levando a consciência e o relaxamento para cada parte.
4. Respiração – Observar atentamente a respiração, seu ritmo, os movimentos de expansão e recolhimento que ocorrem quando o fluxo de ar entra e quando sai pelas narinas.
5. Sentimentos e sensações – Observar os sentimentos presentes e as sensações, como frio, calor, leveza, peso, dor, prazer.
6. Visualização de imagem – Visualizar imagens (podem ser de mandalas, paisagens ou cores, por exemplo), para dar um foco para a mente.

---

8   *Sankalpa* é uma palavra de origem sânscrita e significa "propósito", "intenção". Então, podemos compreender o termo como uma afirmação, uma resolução realizada individualmente e internamente, que visa conduzir a um alinhamento de intenções que auxiliam na realização do propósito escolhido.

7. *Sankalpa* – Retomar a frase mentalizada no início da prática, para refazer a conexão com o propósito estabelecido.
8. Preparação para a saída – Iniciar a intenção de despertar e direcioná-la gradualmente para o corpo, realizando movimentos suaves para acordar o corpo, nos dedos, no rosto; é possível espreguiçar-se, abraçar as pernas e lentamente sentar-se para finalizar a prática.

5.3 *Yoga* no contexto brasileiro

No Brasil, diferentes projetos de leis já foram criados para a regulamentação formal do *yoga*. A temática gera discussões acerca do exercício da atividade no âmbito profissional, uma vez que não há consenso da comunidade de profissionais e praticantes de *yoga* com relação à regulamentação da atividade. Dessa forma, não há um conselho específico que determine diretrizes e normas legais para o exercício da prática do ensino de *yoga* no Brasil, o que gera certa flexibilidade para a existência de muitos cursos e profissionais na área. Nesse aspecto, convém frisar que aqueles que pretendem praticar *yoga* devem buscar conhecer a formação do profissional responsável pela prática, uma vez que existem atualmente muitas escolas de *yoga* que trabalham com diferentes linhas e perspectivas a respeito das técnicas que são transmitidas. É possível, até mesmo, encontrar escolas bastante diferentes em suas abordagens e princípios. Nesse contexto, é importante procurar profissionais que se ancorem em fundamentos alinhados com a vasta tradição na qual o *yoga* está inserido.

> **Para saber mais**
>
> Os livros indicados a seguir apresentam um bom panorama do *hatha yoga* com base em estudos sobre seu impacto na fisiologia e na anatomia humanas, sendo um consistente material de apoio para quem busca aprofundar-se nas técnicas.
>
> SANTAELLA, D. F.; SILVA, G. D. da. **Anatomia e fisiologia aplicadas ao hatha yoga**. São Paulo: Carthago, 2011. v. 1: Sistema locomotor.
>
> SANTAELLA, D. F.; SILVA, G. D. da. **Anatomia e fisiologia aplicadas ao hatha yoga**. São Paulo: Carthago, 2014. v. 2: Sistema cardiorrespiratório.

Síntese

A partir de um enfoque nas referências tradicionais sobre o tema, evidenciamos que o *yoga* é um conjunto de conhecimentos que foram sendo lapidados no decorrer de muitos séculos no interior da cultura hindu. Com base em um dos escritos mais antigos dos quais há registros, os *vedas*, apresentamos a origem da cosmovisão que compõe os fundamentos que alicerçam a tradição védica de conhecimento, à qual se liga o *yoga*. Essa atenção às raízes epistemológicas do *yoga* permite que nossa compreensão acerca dessa prática se expanda e nos conecte ao fundamento principal que norteia essa senda: o autoconhecimento.

Desse modo, por meio das *upanishads*, que tratam da temática, procuramos descrever o contexto em que surgiram as principais escolas filosóficas indianas, entre elas o *sankhya*, considerado a filosofia do *yoga*, e a própria escola do *yoga*, considerada, nessa perspectiva, como o caminho prático para alcançar a libertação (*moksha*). Com a exposição de conceitos como o *samadhi*, considerado o objetivo último do *yoga*, observamos como o caminho para *moksha* (liberação) pode ser realizado por meio do conhecimento e da lapidação da mais sofisticada ferramenta humana: a mente.

Para tanto, Sri Patañjali, o grande sistematizador do *yoga*, organizou um método, dividido em oito partes, conhecido como *ashtanga yoga*, que fornece as ferramentas práticas para essa disciplina. Com base nesse modelo, estruturou-se, no contexto do movimento tântrico ocorrido na Índia no período medieval, o *hatha yoga*, considerado, então, o sistema de *yoga* mais antigo de que temos conhecimento. A partir da proposição dessa técnica, muitas outras linhas conhecidas atualmente se desenvolveram ao redor do mundo. Com base no *ashtanga yoga*, é possível estruturar diferentes práticas, voltadas para diferentes praticantes.

Exercícios respiratórios, métodos de higienização, posturas psicofísicas que podem ser realizadas de diferentes maneiras, mentalizações, exercícios de concentração e foco, entoação de mantras, disciplina, aceitação de si mesmo, atenção na execução das próprias ações, atenção às próprias emoções e sensações – tudo isso compõe as técnicas e formas de experienciar o *yoga*. Assim, foi sugerida uma estrutura básica de prática que pode ser seguida, com a atenção às possíveis necessidades de adaptações conforme cada caso específico. Sob essa perspectiva, procuramos salientar que o *yoga* é destinado para todas as pessoas e que não consiste apenas na realização de posturas corporais complexas e difíceis. É, antes, um caminho prático rumo ao conhecimento mais profundo do eu.

Questões para revisão

1. Quem foi o sistematizador do *yoga* e como se chama e se estrutura o sistema criado por ele?

2. O que é *samadhi*?

3. Qual destes textos é o primeiro a tratar dos fundamentos do *yoga*, compondo a parte final dos *vedas*?
   a) *I Ching*.
   b) *Caibalion*.
   c) *Upanishads*.
   d) *Assim falou Zaratrusta*.
   e) *Yoga Sutra*.

4. O que são *kriyas*?
   a) Posturas psicofísicas.
   b) Relaxamento.
   c) Técnicas de higienização do corpo.
   d) Exercícios respiratórios.
   e) Postura meditativa.

5. Assinale a opção **incorreta**. *Yoga* pode ser entendido como:
   a) um caminho para a libertação.
   b) um sistema filosófico.
   c) uma postura diante da vida.
   d) apenas um exercício físico.
   e) um aspecto da cultura védica.

Questão para reflexão

1. Considerando-se as motivações que levam as pessoas a procurar pelo *yoga*, em seu ponto de vista, qual é a diferença entre as posturas realizadas durante uma prática de *yoga* e os exercícios realizados em uma academia de ginástica?

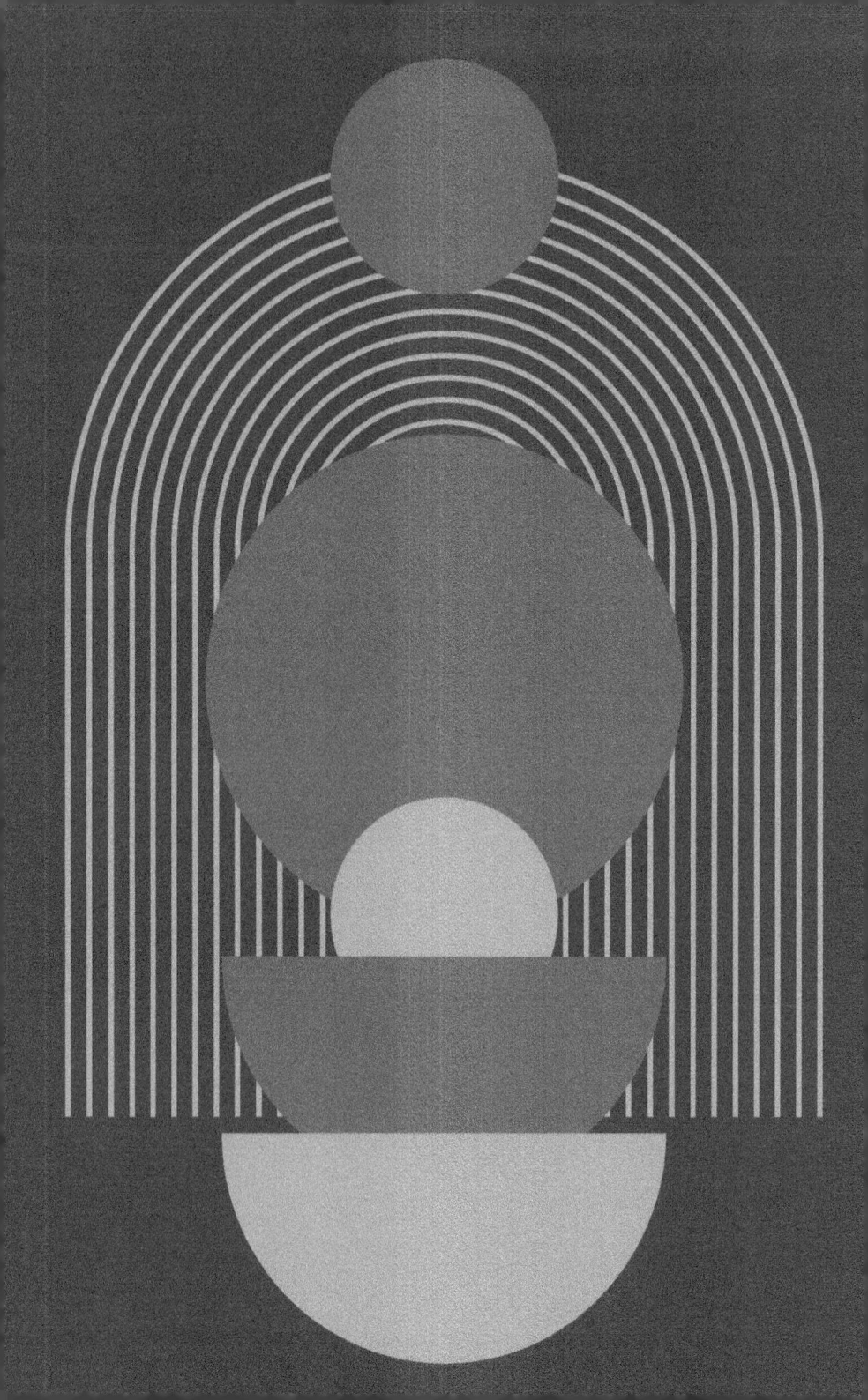

Capítulo 6
Constelações familiares e sua contribuição na área da saúde

Denise Hamann

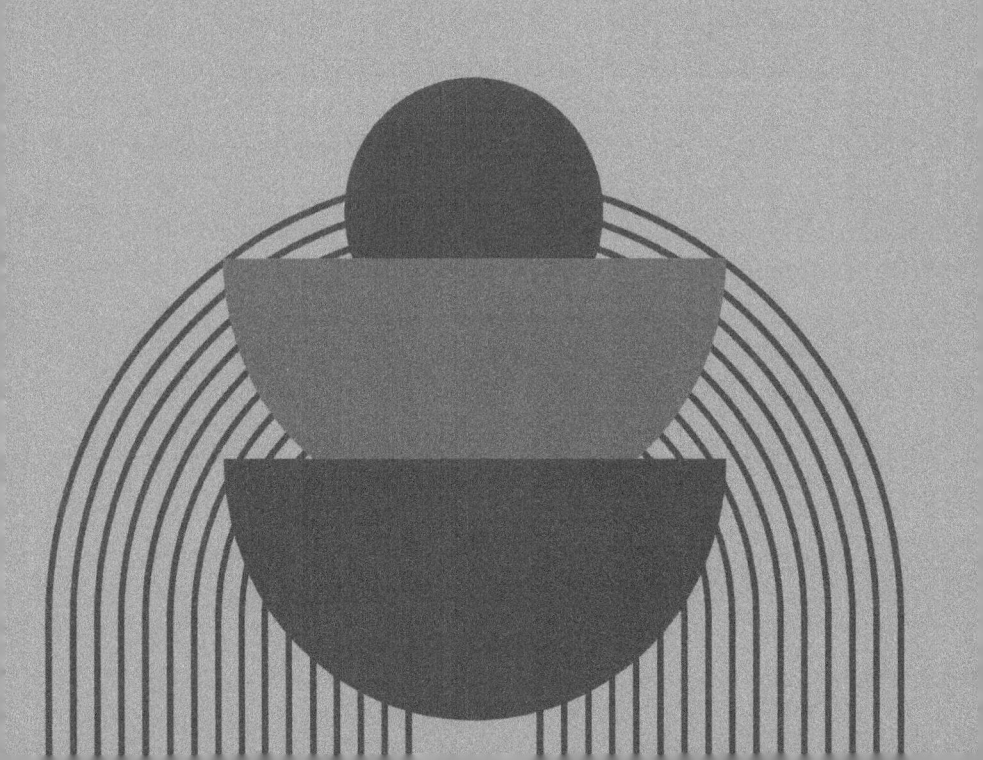

Conteúdos do capítulo:

- Contribuições das constelações familiares no âmbito da saúde.
- Fundamentos que norteiam a prática.
- Diferença entre os movimentos que levam às doenças e os movimentos que levam à cura, a cura da alma.

Após o estudo deste capítulo, você será capaz de:

1. compreender o que é constelação familiar, como ocorre, qual é sua aplicabilidade e quais são seus benefícios;
2. identificar quais são os cuidados relacionados à postura do facilitador/constelador na condução de uma constelação familiar;
3. saber quem foi Bert Hellinger, o precursor das constelações familiares;
4. ter uma visão sobre a evolução das constelações familiares;
5. reconhecer as principais descobertas de Bert Hellinger que fundamentam as constelações familiares, tais como os níveis de consciência e as ordens do amor;
6. compreender o que adoece e o que cura e algumas dinâmicas de determinadas doenças.

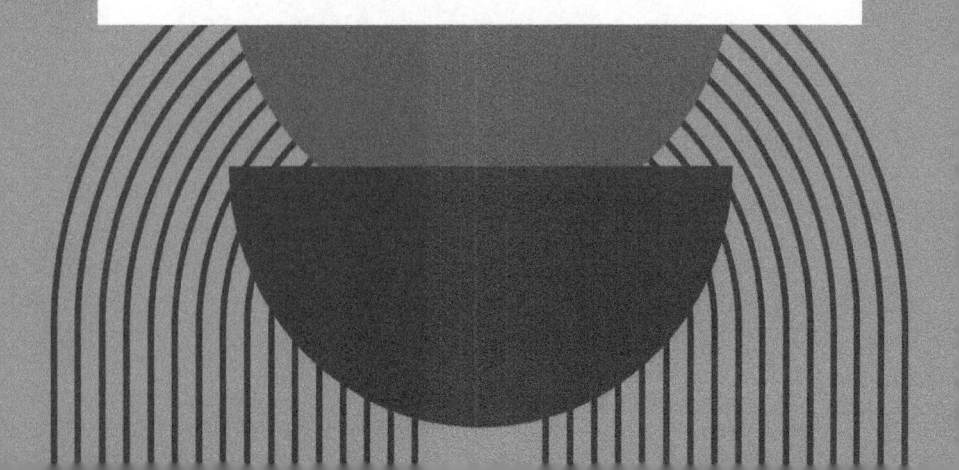

Neste capítulo, apresentaremos os fundamentos das constelações familiares originais Hellinger, denominadas *familienstellen* – uma abordagem com efeitos terapêuticos, desenvolvida pelo psicoterapeuta alemão Bert Hellinger –, assim como seu histórico, sua aplicabilidade e seus benefícios. Veremos o que adoece e o que cura segundo essa perspectiva, de modo que, ao final, você possa identificar os princípios que norteiam essa prática e reconhecer sua seriedade.

Dados estatísticos demonstram que cada vez mais as doenças afetam a humanidade. Neste capítulo, mostraremos o quanto o *familienstellen* pode contribuir para o entendimento dessas dinâmicas, por meio dos conteúdos, exercícios e reflexões que sustentam essa abordagem.

Segundo a Organização Pan-Americana da Saúde (Opas),

> Quase 1 bilhão de pessoas vivem com transtorno mental, 3 milhões de pessoas morrem todos os anos devido ao uso nocivo do álcool e uma pessoa morre a cada 40 segundos por suicídio.
> E agora, bilhões de pessoas em todo o mundo foram afetadas pela pandemia de COVID-19, que está causando um impacto adicional na saúde mental das pessoas. (Opas, 2020)

Muitos são os fatores biológicos, sociais e ambientais que desencadeiam as doenças. Assim, o *familienstellen* em nenhum momento substitui ou anula o olhar da medicina convencional ou de outras terapias e o adequado tratamento para cada uma das patologias existentes, pois tem o papel de servir como um complemento que possibilite ao indivíduo um maior conhecimento de seu sistema familiar.

O *familienstellen* está cada vez mais ganhando reconhecimento no mundo todo, sob um olhar sistêmico que busca a compreensão e a solução de conflitos, que Bert Hellinger chamou de *emaranhamentos*, os quais afetam os relacionamentos, a prosperidade, as questões pessoais e, sobretudo, a saúde (Hellinger, 2019).

No Brasil, o Ministério da Saúde, por meio da Portaria n. 702, de 21 de março de 2018 (Brasil, 2018a), incluiu a constelação familiar no rol de procedimentos das Práticas Integrativas e Complementares em Saúde (Pics) disponíveis no Sistema Único de Saúde (SUS).

6.1 Conceito de constelação familiar

A constelação familiar original Hellinger, denominada *familienstellen*, é uma abordagem com efeitos terapêuticos, prática e vivencial, sobre os relacionamentos e que traz à luz as dinâmicas que estão ocultas nos diversos níveis de consciência.

O *familienstellen* atua naquilo que é essencial para dissolver antigos padrões familiares, sejam conflitos, sejam doenças, que se repetem e que, de alguma forma, impedem o livre fluxo de amor entre os membros de um sistema, de forma a abrir espaço para uma nova compreensão e cura desses padrões.

Desse modo, o *familienstellen* permite averiguar se, no sistema familiar ampliado do cliente, existe alguém que esteja emaranhado nos destinos, nas escolhas e nas crenças dos antepassados. A ordem básica sistêmica é restabelecida, os familiares excluídos voltam a ser respeitados e a pessoa aceita a própria herança familiar.

A constelação familiar está presente também no Judiciário, na educação e nas organizações, temas que não serão abordados neste capítulo.

6.1.1 Dinâmica da prática

No processo de uma constelação em grupo há: um facilitador, também chamado de *constelador*, profissional com formação em constelações familiares; uma pessoa que constelará um tema, podendo ser chamada de *cliente* ou *constelando*; e os representantes, que são participantes do grupo sem ligação familiar ou de amizade próxima com o cliente/constelando.

O cliente relata ao facilitador a dificuldade que deseja trabalhar em duas ou três frases no máximo, expressando o aspecto essencial de sua necessidade. Também é possível iniciar uma constelação sem que uma única palavra seja pronunciada a respeito do tema. O importante é que o cliente esteja e se sinta conectado com seu tema.

Na sequência, o facilitador escolhe, entre os participantes, aqueles que vão representar o sistema do cliente. Esses representantes, centrados, colocam-se sem intenções, julgamentos ou pensamentos e entram em um campo que Bert Hellinger (2009, p. 150) chamou de "movimentos da alma" ou "memória familiar".

À medida que os representantes ocupam lugares, começam a sentir emoções ou sensações, como calor, frio, arrepios, incômodo, raiva, tristeza, alegria, paz. Nesses movimentos, surge a compreensão das forças que atuam na consciência familiar e das leis do amor, chamadas de *lei do pertencimento*, *lei do dar e tomar* e *lei da ordem* (hierarquia). Assim, é possível dar um novo significado à questão abordada e desencadear um processo de cura, de solução, para que a pessoa possa viver com mais alegria, força, confiança e uma responsabilidade cuidadosa em relação à sua própria vida.

As constelações familiares são integrativas; portanto, todos os participantes se beneficiam das descobertas e das vivências durante o encontro.

6.1.2 Benefícios da constelação familiar

A constelação familiar permite que o indivíduo lide com certos desafios que a vida impõe a ele. Os desafios estão relacionados com atitudes e sentimentos destrutivos; dificuldades no relacionamento de casal, com pais, com filhos e nos relacionamentos sociais; enfrentamento de crises da vida ou sentimentos de vazio existencial; medos; insegurança; pânico; depressão; tristezas sem uma causa aparente; superação de separações; formas de compreender doenças e de lidar com elas; enfim, conflitos pessoais e profissionais que atuam de modo inconsciente e podem estar ligados com atitudes também inconscientes ou fatos ocorridos no passado familiar.

Ao final de uma constelação, a pessoa poderá reconhecer que os obstáculos invisíveis que a impediam de ter sucesso foram removidos, e, de uma forma inexplicável, tudo se encaixa. Ela terá uma visão mais ampliada do mundo que a cerca, percebendo as pessoas como são, sem julgamentos, sem críticas.

O indivíduo restabelece o equilíbrio natural, fortalece as relações, tem uma sensação de liberação, de liberdade e uma condução mais assertiva em seu movimento para a vida, obtendo êxito, felicidade e paz, que se propaga também para as gerações seguintes.

As constelações promovem mudanças sutis de consciência; logo, as soluções trazidas nas constelações continuam agindo nos dias seguintes da vivência, por semanas, meses e anos na vida de uma pessoa (Hellinger, 2019).

Vejamos a seguir um depoimento de A.G., participante de um grupo de constelação familiar coordenado pela autora deste capítulo:

> Venho informar com absoluta segurança que os resultados da constelação são fantásticos, trazem luz às nossas dificuldades de todas as ordens, ao ser reconhecido o problema que você está passando, a dificuldade se dissipa, e você se torna capaz de prosseguir no seu caminho. Particularmente, no passado recente sempre vivenciei dificuldades de relacionamento com familiares, mas, com a constelação, aprendi a compreender, aceitar, agradecer e amar, ficando mais fácil a convivência, a qual segue mais respeitosa com você e com seu próximo. Com a constelação nos adonamos [apropriamos], porque passamos a nos entender melhor. Com a constelação vamos aos poucos tirando os espinhos e sendo mais felizes.

6.1.3 Cuidados: a postura do facilitador

Ao buscar o entendimento e uma solução para uma questão que o cliente apresenta para constelar, o facilitador deve dar um lugar em sua própria alma aos pais do cliente e aos demais ancestrais, em uma postura de humildade e respeito, assim como deve estar em sintonia com o seu próprio sistema familiar (Hellinger, 2009).

O facilitador se recolhe ao seu centro, não se atém ao problema do cliente, mas olha para o todo de maneira ampla, plena e vazia, sem medo, sem pena, sem intenção, sem julgamento; olha para aqueles que estão excluídos do próprio sistema, aos quais é negado o reconhecimento ou o amor (Hellinger, 2009).

6.2 Bert Hellinger

Não há como falar de constelações familiares sem falar de seu precursor Bert Hellinger, que, por meio de estudos, pesquisas e experiências sobre a consciência, deixou-nos esse grande legado.

Bert Hellinger nasceu em Leimen, na Alemanha, em 1925, e estudou filosofia, teologia e pedagogia. Trabalhou por 16 anos como missionário da Igreja Católica na África do Sul, pela Ordem de Marianhiller. Chegou a ser diretor em várias escolas e estudou psicanálise em Vienna (Hellinger, 2020).

No início da década de 1970, abandonou o sacerdócio e casou-se com Herta, sua primeira esposa (Hellinger, 2020).

Como psicanalista, foi reconhecido como o maior psicoterapeuta da Europa, ministrando vários cursos na Alemanha, na Áustria, na Suíça e em muitos outros países. Nos Estados Unidos, estudou terapia primal, hipnoterapia, *gestalt* (teoria da forma), programação neurolinguística, análise transacional, análise de *script*[1], interação centrada no tema, análise bioenergética, entre outros assuntos. Inspirado por Thea Schonfelder, psiquiatra em Hamburgo, que lhe apresentou as constelações familiares que eram aplicadas em jovens com problemas mentais, passou, na década de 1980 a atuar com essa abordagem, mas integrando seus conhecimentos e ampliando seu olhar. Descobriu as leis do amor e da ajuda, que, sendo violadas, levam aos emaranhamentos nas relações, na saúde e nas finanças (Hellinger, 2020).

---

1 O roteiro ou *script* de vida se refere a comportamentos que se repetem e podem passar despercebidos no decorrer da vida, sendo uma das bases mais importantes da análise transacional.

Em 2003, casou-se com sua segunda esposa, Sophie, fundadora da Hellinger Schule, possibilitando o aprendizado de *familienstellen* diretamente na fonte (Hellinger, 2020).

Incansáveis em suas pesquisas, Bert e Sophie Hellinger produziram uma obra que evoluiu paralelamente às novas compreensões acerca de nossa alma e de nossa mente, abertos para que algo novo surja. Enriqueceram fortemente essa abordagem, encontrando novos caminhos, e entraram em novos níveis e dimensões. Portanto, as constelações familiares estão em constante movimento (Hellinger, 2020).

Bert Hellinger escreveu e publicou 110 livros, traduzidos em 38 línguas, além de ter produzido vários vídeos e áudios. Com seu falecimento, em setembro de 2019, Sophie Hellinger, com muito amor, vem dando continuidade ao legado do psicanalista (Hellinger, 2020).

6.3 Evolução das constelações familiares

No desenvolvimento do *familienstellen* por Bert e Sophie Hellinger, é possível distinguir quatro fases principais, que descreveremos na sequência. Em cada uma delas ocorreram descobertas fundamentais e totalmente novas sobre o comportamento humano em conexão com os demais.

6.3.1 Constelações clássicas: 1980 a 2002

A constelação familiar clássica ocupava-se primordialmente das relações pessoais, focando a atenção na concepção de que problemas na família atual se relacionavam a algo não resolvido nas respectivas famílias de origem. Esse tipo de constelação familiar provou ser eficaz, ajudando muitas pessoas, e foi considerado um enriquecimento para a psicoterapia.

Em sua dinâmica, não levava em conta filhos abortados e parceiros anteriores de um casal; havia pouca relevância para os movimentos ancestrais daquele sistema. O facilitador ou o cliente escolhia os representantes e, tocando-os nos ombros, posicionava uns em relação aos outros para estabelecer o "campo sábio". Além disso, havia uso abundante de perguntas e respostas e frases intuídas por Bert Hellinger e também pelo facilitador na constelação.

6.3.2 Movimentos da alma: 2002 a 2006

Nesse período, quanto menos os representantes soubessem sobre o cliente e se entregassem apenas ao movimento interior que os tomava de dentro para fora e, também, quanto menos Bert Hellinger perguntasse aos representantes como se sentiam, maior profundidade se alcançava nesses movimentos. Hellinger constatou que cada participante que observava uma constelação era profundamente tocado e movido (Hellinger Schule, 2022).

Com essa postura, o que estava oculto – relacionado ao emaranhamento – se revelava, os representantes se sentiam tomados e movidos por uma outra força. Da mesma forma, o facilitador se entregava a esses movimentos e se deixava tomar e conduzir por eles (Hellinger Schule, 2022).

Hellinger se abriu para uma nova concepção e descobriu que existe uma alma em comum e que o movimento da alma conecta as pessoas não somente com sua família, mas também com o trabalho, com uma cidade, um país, uma religião, uma cultura, entre outros elementos.

6.3.3 Movimentos do espírito: 2006 a 2016

Bert Hellinger vislumbrou uma nova compreensão sobre os limites da consciência, que vão além da consciência pessoal e da consciência coletiva; instaurou-se uma compreensão sobre a consciência espiritual, que move a tudo e todos sem que o facilitador possa intervir (Hellinger Schule, 2022).

O facilitador se conecta com o grande campo espiritual e escolhe intuitivamente o representante. Os representantes são orientados a desligar sua mente e esperar até que sejam irresistivelmente tomados por um movimento. Esse movimento ocorre muito lentamente. Estudos revelam que esses entendimentos se aplicam em todas as relações dos indivíduos (Hellinger Schule, 2022).

O facilitador decide quando finalizar as constelações, e elas podem permanecer "abertas" ou atuar de maneira "inacabada". No entanto, o estímulo continua a atuar no campo[2] e na alma do cliente durante anos.

6.3.4 Constelação original Hellinger, o *familienstellen*: 2017 até os dias atuais

Nessa fase, muitas vezes não se faz necessário lançar o tema nem informar quem o representante está representando durante a constelação – as imagens dos movimentos revelam o essencial. Frases continuam sendo utilizadas, quando elas são intuídas a partir de uma força maior (Hellinger Schule, 2022).

---

2   *Campo* pode ser entendido como um grupo composto por membros de uma mesma família, cidade, religião etc. A consciência desse grupo guarda informações que não perdem a intensidade no tempo e no espaço e, por isso, podem ser acessadas em uma constelação.

Sophie Hellinger (2019) trouxe sua grande contribuição, considerando-se sua experiência na área da saúde e energia, ao integrar o *cosmic power*, uma técnica respiratória. A respiração e a percepção do próprio corpo para se conectar com essa força maior são a chave para o facilitador que adentra as constelações originais Hellinger.

Essa força maior é uma força do amor que supera todas as separações; não se aplicam mais distinções entre bem e mal, não existem tempo e espaço, tudo o que é vivenciado está no presente. O restabelecimento das ordens violadas é conduzido à integridade como se fosse por uma mão invisível.

As práticas das constelações familiares anteriores ao *familienstellen* continuam mantendo seu valor, mas atuam dentro de limites mais estreitos. Todas se abrem aos movimentos das emoções e do espírito.

6.4 Descobertas de Bert Hellinger

Entre as várias descobertas de Bert Hellinger, torna-se imprescindível o entendimento sobre o que esse grande estudioso, pesquisador e professor ensina sobre a consciência e a ciência dos relacionamentos, que ele denominou *ordens do amor*, premissas que fundamentam as constelações familiares (Hellinger, 2009, 2017b; Hellinger, 2019).

6.4.1 Consciência e tipos de consciência

O conceito de consciência está intimamente ligado aos conceitos de vínculo e de pertencimento; trata-se do vínculo ao grupo, que é importante para a sobrevivência de cada pessoa.

Segundo Bert Hellinger, existem três tipos de consciência – a pessoal, a coletiva e a espiritual –, e o que as diferencia é o alcance de seu amor (Hellinger, 2009, 2017b; Hellinger, 2019).

Consciência pessoal

A consciência pessoal é vivenciada como boa e má consciência. Boa consciência ocorre quando a pessoa sente que age de acordo com as regras, as exigências e os limites impostos pelos grupos, como os da família, do trabalho, de um país, de uma comunidade, enfim, de grupos aos quais quer pertencer ou precisa pertencer. Ao contrário, quando sente que faz algo que não está em conformidade com as expectativas desses grupos, o indivíduo vivencia a má consciência, por meio de pensamentos, desejos e ações que colocam em perigo sua ligação com tais grupos (Hellinger, 2009, 2017b; Hellinger, 2019).

A consciência pessoal é consciente, estreita e limitada por fazer a diferenciação entre o bom e o mau; assim, reconhece o pertencer somente de alguns e exclui outros. Matar, como acontece nas guerras para defender o que se acredita, ou, ainda, em famílias em que roubar é uma forma correta para satisfazer suas necessidades são exemplos de boa consciência, pois isso está em conformidade com as condições socioeconômicas e culturais de cada comunidade.

A consciência pessoal vela pelo pertencimento e pela sobrevivência individual. Quando se desvia das normas impostas pelo grupo, o indivíduo volta a se comportar conforme o esperado pelo grupo.

Consciência coletiva

A consciência coletiva é mais ampla e atua de maneira inconsciente. Tem, em seu campo de visão, a família e o grupo como um todo e está a serviço da sobrevivência e da garantia de pertencimento de todos os membros do grupo, mesmo que para isso alguns precisem ser sacrificados.

É considerada uma consciência amoral, pois não diferencia entre o bom e o mau nem entre culpado e inocente. Nela atuam as ordens do amor. Veremos esse conceito em detalhes na sequência, mas já ressaltamos que essa consciência protege todos da mesma forma em seu direito de pertencer ao grupo ou restabelecê-lo se isso lhes for negado, estando o indivíduo vivo ou morto. Quando um membro do sistema familiar é excluído, independentemente do motivo, um descendente assumirá o destino desse membro excluído.

> Nesse sentido, precisamos considerar que ninguém perde o seu direito de pertencer através de sua morte. Isso significa que os membros familiares mortos da família são tratados por essa consciência da mesma forma que os vivos. Ninguém é separado de sua família através de sua morte. Ela abrange igualmente seus membros familiares vivos e mortos. Essa consciência também traz de volta os membros mortos para a família, se foram excluídos, sim; principalmente estes. Portanto, isso significa que alguém, com efeito, perde a sua vida através de sua morte, contudo nunca o seu pertencimento. (Hellinger, 2006)

Quando o interesse de cada indivíduo se contrapõe ao interesse de seu grupo, a consciência pessoal também se contrapõe à consciência coletiva. Nesse ponto, as ordens do amor são violadas, determinando a maior parte de sintomas e doenças na vida de uma pessoa. Conforme Hellinger (2017b, p. 77),

> embora o que uma criança faça seja por amor e, por isso, no sentido da consciência pessoal seja considerado como inocência (a boa consciência), para a consciência coletiva é uma culpa grave e é castigada como tal. Todas as tragédias em geral resultam da contradição entre estas duas consciências.

Consciência espiritual

A consciência espiritual não distingue entre o bom e o mau nem entre pertencimento e exclusão. Ela supera as limitações das demais consciências; é um movimento do espírito que se apresenta de modo criativo, que cura e que aceita a realidade tal como esta se apresenta, independentemente do desejo de se submeter ou resistir a ela.

É uma força maior, que Bert Hellinger denomina de *a grande alma*. No *familienstellen*, observamos que é um movimento em direção à reconciliação; está sempre a serviço da vida, do amor e da paz.

Em comparação com a consciência pessoal, segundo Bert Hellinger, a pessoa sente a má consciência espiritual como inquietação, como bloqueio espiritual. O indivíduo tem a sensação de vazio e não se conhece mais, não sabe o que pode fazer e se sente sem força. Já a boa consciência espiritual ocorre quando o indivíduo se sente bem, calmo e sem preocupações, quando está em sintonia com os movimentos do espírito. Nesse ponto, a pessoa sabe qual é o próximo passo a ser dado e tem força para dá-lo.

Na constelação familiar, são vivenciados os efeitos dessa consciência quando todos os participantes ficam, de repente, em paz, como se estivessem em harmonia com algo maior.

> **Para saber mais**
>
> Para saber mais sobre os níveis de consciência, consulte os livros indicados a seguir:
>
> HELLINGER, B. **A fonte não precisa perguntar pelo caminho**. 4. ed. Belo Horizonte: Atman, 2017.
>
> HELLINGER, S. **A própria felicidade**. 2. ed. Brasília: Tagore, 2019.
>
> HELLINGER, B. **O amor do espírito**. Patos de Minas: Atman, 2009.

6.4.2 Ordens do amor

São três as ordens do amor, que, assim como os níveis de consciência, já descritos, fundamentam as constelações familiares: o pertencimento, o equilíbrio entre dar e receber e a hierarquia.

Pertencimento

A quem pertence a história de nossa família? A cada um de nós. Estamos vinculados a ela e aos seus destinos; dela obtemos nossas forças e nossas fraquezas.

Referimo-nos aqui à primeira ordem do amor, a do pertencimento, do vínculo. Todos os que fazem parte da família têm o direito de pertencer, ter reconhecimento e respeito.

Fazem parte do sistema pais, irmãos, filhos, tios, avós, bisavós e outros ancestrais, bem como aqueles que integram nossa comunidade de destino, ou seja, aqueles que, de alguma forma, sacrificaram-se em favor de nosso sistema ou que foram vítimas de algum membro do sistema familiar. Esse é o caso daqueles que cederam seu lugar a outro, a exemplo de ex-parceiros de pais ou avós, em episódios de disputa de terras, ou daqueles que sofreram algum ato de violência, roubos, falta de reconhecimento, entre outras formas de exclusão. Em todos os casos, consideram-se vivos ou mortos.

Esse amor do vínculo, esse pertencer à família, é uma necessidade básica, um desejo profundo. Para pertencerem, as pessoas são capazes de sacrificar a própria vida por meio de um movimento inconsciente e ficam doentes, deficientes, morrem de forma trágica ou estranha; são capazes também de sacrificar a própria vida no lugar de outros membros da família.

Ao nascermos, além do biológico e da herança genética, recebemos também uma carga informacional do sistema familiar, uma memória familiar, que Bert Hellinger chamou de *alma coletiva*, um campo espiritual. Essa alma vai além dos limites do corpo, ligando-nos de maneira profunda a todos os que pertencem a ela.

Em nome dessa alma coletiva, quando um membro do sistema é excluído, um descendente da família passa a representá-lo, assume seu destino, como dito antes, inconscientemente.

O preço que esse descendente paga, sem nenhuma compaixão, é a forma não só de se restabelecer o pertencer do ancestral excluído, mas também de se restabelecer o equilíbrio no sistema familiar, em nome da necessidade coletiva, dessa alma familiar, por meio de um sintoma, de um problema entre irmãos, de uma dificuldade no trabalho, entre outras coisas. São muitos os emaranhamentos possíveis, porém, quando o excluído é reinserido na família, todos os membros desse sistema se sentem completos e livres.

Mas como um membro do sistema é excluído?

Observamos as exclusões por meio da indiferença; da rejeição; das mentiras; quando não se fala mais de uma pessoa, seja por esquecimento, seja por um segredo de família, como no caso de abortos; de alguém que tenha causado vergonha à família; de assassinatos; quando se julga e se fala mal; quando a pessoa exclui algo dentro dela, por não aceitar o outro etc.

A seguir, apresentamos algumas reflexões relacionadas ao pertencimento, comumente utilizadas em *workshops* de constelações familiares:

- Você ou algum de seus antepassados prejudicou uma pessoa ou foi beneficiado em detrimento de alguém, excluiu ou deixou de reconhecer alguém com justiça, seja na vida pessoal, seja no trabalho ou em um grupo? (Tescarolli; Gonçalves, 2022)
- Alguém em sua família foi excluído ou não incluído, seja qual for o motivo? (Tescarolli; Gonçalves, 2022)
- Você percebe em você ou em algum membro de sua família algum sintoma como depressão, déficit de atenção, fobias, sensação de vazio ou alguma outra doença? (Tescarolli; Gonçalves, 2022)

Equilíbrio entre dar e receber

A segunda ordem do amor é a do equilíbrio entre dar e receber. Hellinger (2009) fala em tomar, porque é mais ativo do que simplesmente receber; implica uma ação, um compromisso. Quando uma pessoa recebe algo bom, ela fica grata e, de certa forma, em dívida e quer retribuir na mesma medida ou um pouco mais. O sentimento que surge é de alívio, de estar livre diante de uma obrigação. Esse tipo de compensação gera um vínculo crescente no qual o amor pode crescer.

Em seu livro *A cura*, Bert Hellinger (2017a) expõe que, por outro lado, na alma, as pessoas sentem-se culpadas por algo que fazem em prejuízo de alguém, e a isso chamou de *expiação*. Isso também é vivenciado quando alguém faz o mesmo a uma pessoa e esta quer "fazer justiça" para compensar.

Podemos perceber essa necessidade de "justiça" de modo contundente entre povos inimigos, nas guerras, mas também em outros tipos de relações tóxicas. Como visto ao abordarmos a boa consciência, por meio da expiação e em nome dessa justiça, ambos os lados buscam resgatar o direito de pertencer – à família, ao país, à comunidade, enfim, aos grupos dos quais fazem parte.

Como essa necessidade de compensação pode atuar na alma do indivíduo e levá-lo a doenças, acidentes ou à morte prematura? Aqui estamos em um campo espiritual que espera e deseja isso, em um campo que afasta a pessoa de si e de sua humanidade. A cura é possível quando o indivíduo se deixa levar para outro campo, outro amor, ou, também, para o que chamamos de *consciência espiritual*, que não distingue entre o bom e o mau e entre pertencimento e exclusão.

A seguir, apresentamos algumas reflexões relacionadas ao dar e receber, comumente utilizadas em *workshops* de constelações familiares:

- Em suas relações afetivas, você leva em consideração sua capacidade de dar e de tomar, sem que para isso tenha de se sentir em dívida ou credor? (Tescarolli; Gonçalves, 2022)
- É capaz de reconhecer que as pessoas que mais lhe deram foram seus pais ou alimenta o ressentimento por aquilo que não puderam lhe oferecer? (Tescarolli; Gonçalves, 2022)
- Suas relações de troca são equilibradas ou você tem a sensação de que recebe mais do que merece ou, ainda, que dá mais do que recebe? (Tescarolli; Gonçalves, 2022)

A respeito do dar e tomar, apresentamos uma meditação que Bert Hellinger denominou de *O outro amor*:

> Centramo-nos com amor em nosso corpo. Passamos pelos seus órgãos com uma dedicação profunda às suas maravilhas, principalmente ao nosso coração. Ele bate no ritmo de um coração eterno, do qual vem toda a vida, com amor. Em sintonia com ele, ficamos quietos e em silêncio.
>
> No nosso coração bate com o mundo como ele é. Até mesmo com aquilo que negamos. Ele bate em sintonia com a nossa culpa e com a culpa daqueles diante dos quais somos maus e que tememos. Damos a eles um lugar em nosso coração. Entregamo-nos internamente a essa batida do coração, tornando-nos um só com ela.
>
> Subitamente nosso corpo relaxa. Tudo nele encontra seu lugar. Tudo bate em sintonia conosco. Pertencemos a ele e tudo em nosso corpo pertence a nós. Estamos presentes com tudo nele, completamente presentes. Confiamos a um poder criador tudo aquilo que nos machuca, tudo aquilo que machuca o outro. Soltamos isso e sentimos uma profunda paz. Encontramos novamente o amor, a paz conosco e com os outros, a paz com nosso

passado, a paz diante de nossa culpa e suas consequências, a paz diante da culpa do outro e de tudo o que ela nos cobrou e continua cobrando. Sentimos o efeito curativo dessa entrega em tudo o que é e o que foi.

É a esse lugar que pertencemos. Tudo pode ser curado, levado pela vida em sua plenitude – sem culpa, sem expiação, sem justiça, numa corrente eterna em um lugar infinito. Sem o bom e o mau, com todos os outros igualmente ali – com amor. (Hellinger, 2017a, p. 40-41)

Ainda sobre equilíbrio entre o dar e receber, a regra é diferente entre pais e filhos, pois existe uma ordem natural de dar e receber. Pais dão e filhos tomam, pais dão a vida e filhos a tomam, pais dão amor e filhos o tomam em seu coração. Quando há uma inversão nessa ordem, ferimos a terceira lei do amor, a hierarquia, assim como o equilíbrio entre o dar e o receber.

Hierarquia

A ordem da hierarquia está a serviço do amor e da vida. Essa ordem requer que cada membro de um grupo deva e precise assumir o lugar que lhe pertence de acordo com sua idade; aqueles que vieram antes têm precedência sobre aqueles que vieram depois. Na família, os pais têm precedência sobre os filhos, o primeiro filho tem precedência sobre o segundo, e assim sucessivamente, tal como ocorre em outros grupos de que fazemos parte para que haja paz (Hellinger, 2009).

As consequências da violação dessa ordem são muito mais frequentemente observadas nas crianças. Quando elas se colocam e se sentem acima de seus pais, como melhores e, consequentemente, os pais e se comportam de modo correspondente, dizemos que se trata de uma *violação da hierarquia sem amor* (Hellinger, 2009).

A violação com amor ocorre quando uma criança, em seu amor incondicional pelos pais, muito sensitiva, quer, sem sucesso, trazer seus pais de volta para a vida. É um amor cego. É um amor infantil que quer aplacar, em vão, o sofrimento de um dos pais, ou de ambos, ou de um irmão. A pessoa quer, por amor, resolver por essas pessoas um sofrimento que não lhe compete.

Também, por lealdade, as crianças quase sempre lidam com seu próprio destino de modo a impedir que elas mesmas tenham um destino melhor do que o destino de seus pais. Em razão dessa lealdade, elas tendem a repetir o destino desses pais e seus infortúnios.

O fracasso por violar essa hierarquia é a doença e até a própria morte. Nas constelações familiares, observa-se esse amor cego, por exemplo, nos casos em que, por trás de uma doença expressa em uma criança, pode haver uma mãe em depressão, por um luto. É uma forma inconsciente de a criança dizer: "Antes eu do que você", ou seja, "Eu prefiro adoecer, morrer, em seu lugar", colocando-se como herói; ou ainda: "Eu por você", colocando-se exatamente no lugar do outro, ou seja, "Eu vou morrer por você, eu vou adoecer por você". Nesse caso, a criança quer dar algo, tomar a responsabilidade do grande, tirando-o de sua responsabilidade de adulto (Hellinger, 2009).

Para saber mais

Para saber mais sobre a lei da hierarquia, consulte:

HELLINGER, B. **A fonte não precisa perguntar pelo caminho**. 4. ed. Belo Horizonte: Atman, 2017.

HELLINGER, S. **A própria felicidade**. 2. ed. Brasília: Tagore, 2019.

A seguir, apresentamos algumas reflexões relacionadas à hierarquia, comumente utilizadas em *workshops* de constelações familiares:

- Você vê seu pai ou sua mãe com pena, como incapazes, sentindo-se no dever de resolver os problemas deles, mesmo quando eles não lhe pedem isso? (Tescarolli; Gonçalves, 2022)
- Você se sente mais capaz do que seus irmãos mais velhos, acreditando ser mais importante ou ter mais direito do que eles? (Tescarolli; Gonçalves, 2022)
- Você olha com respeito aqueles que vieram antes de você ou fica julgando as atitudes negativas deles? (Tescarolli; Gonçalves, 2022)

As violações às ordens de pertencimento, equilíbrio entre dar e tomar e hierarquia não são conhecidas de modo consciente e, muitas vezes, abrangem segredos de família, envolvendo relacionamentos anteriores (filhos abortados, desconhecidos ou não reconhecidos, abusos, julgamentos etc.) e que causam transtornos, chamados de *emaranhamentos*.

As consequências da transgressão dessas ordens mostram-se nas dificuldades nos relacionamentos, nas organizações, na educação, na prosperidade, nos bloqueios do caminhar em direção ao sucesso e à felicidade e, conforme a proposta deste capítulo, na saúde do indivíduo.

6.5 Saúde sob a ótica das constelações

Podemos afirmar que a doença é vista como algo mau, algo ruim, algo do qual queremos nos livrar, mas sabemos que a saúde física é consequência da saúde emocional, sistêmica, energética e espiritual.

6.5.1 Movimento que leva a doenças

É um movimento da alma, o amor do vínculo, que liga a pessoa à família e ao seu destino. O amor do vínculo prende o indivíduo à família, assim como a tudo o que nela aconteceu. Todos nós temos uma necessidade básica de pertencer à nossa família e que supera nossa necessidade de sobreviver, ou seja, para pertencermos, dispomo-nos, inconscientemente, a sacrificar a própria vida, ficando doentes, deficientes ou morrendo de forma trágica (Hellinger, 2017a).

Na constelação familiar, olha-se para além do sintoma e da doença. Bert Hellinger (2017a) sempre nos apresentou a doença como um presente, porque ela quer mostrar algo que o doente não quer reconhecer: uma pessoa, uma culpa, um limite, seu corpo, sua alma, uma tarefa e um caminho que deve seguir. É algo dentro da família que está em busca de uma cura, a cura da alma, e de um equilíbrio; portanto, a doença está a serviço da vida.

Em uma família, existem segredos e tabus. Alguns deles servem apenas para resguardar, defender algum membro da família, e outros, para defender toda a família. Quem não os tem? São emaranhamentos (acontecimentos importantes do ponto de vista sistêmico e que ficam esquecidos, guardados) como, por exemplo, assassinatos, traições, vícios como alcoolismo e outras drogas, problemas com jogos, abortos (e entre os membros do sistema familiar não se fala sobre esses assuntos ou simplesmente eles não querem saber nada a respeito da questão).

Todas essas pessoas excluídas, que não são reconhecidas, nem amadas, nem incluídas no sistema, estão em algum lugar, esperando por essa inclusão, manifestando-se, em muitos casos, como uma doença.

Quando essas pessoas não são reconhecidas, honradas, um descendente assume o destino delas e paga o preço sem ter consciência disso.

A doença se comporta exatamente como a família se comportou com relação a essas pessoas. E quando uma doença aparece, o que queremos fazer? Livrar-nos dela! Mas aquilo que mais excluímos mais se fortalece.

6.5.2 Outros movimentos que levam a doenças

Outra postura que pode levar a doenças graves, de acordo com a constelação familiar, está no fato de a pessoa não tomar amorosamente os pais e honrá-los como pais. Honrá-los significa tomá-los e amá-los exatamente como eles são, assim como honrar a vida também significa tomá-la e amá-la exatamente como ela é. Trata-se de aprender com aquilo que é difícil para a pessoa e respeitar com amor o que a alegra.

Em *O amor do espírito*, Hellinger (2009) relata que, em muitos casos, o câncer e a obesidade se originam quando a pessoa se recusa a se curvar perante a mãe. Quando se consegue honrar os pais com entrega, é possível se libertar. É preciso se curvar perante o pai, mas a reverência principal e necessária é sempre perante a mãe.

Como explica Hellinger (2017b, p. 154), "ao mesmo tempo, doenças também são processos de cura, principalmente para a alma. Não se pode simplesmente colocá-las de lado. Pode-se ver frequentemente que, quando se admite que uma doença possa servir a uma causa, talvez mais elevada, então ela pode retirar-se. Ela cumpriu o seu dever".

6.5.3 Movimento que cura

O movimento curativo é aquele em que o indivíduo toma a doença, as dores ou a deficiência para dentro da própria alma e escuta o que ela tem para contar a ele. É sempre um aprendizado. Contudo, essa postura exige muita humildade, pois, no caso de uma pessoa que é curada de um câncer, por exemplo, e diz "Eu venci o câncer", com arrogância, a doença pode voltar com mais força.

6.5.4 Exemplos de dinâmicas do amor que adoece e do amor que cura

Não se pode afirmar que, nas constelações familiares, haja uma causa *versus* um efeito para as doenças, mas estudos nessa área revelam que existem algumas dinâmicas que se repetem e podem ser tomadas como uma possível causa de determinadas doenças. Muitas vezes, quando o facilitador abre uma constelação, o que se mostra por detrás de um sintoma pode ser totalmente diverso das dinâmicas apresentadas a seguir.

Depressão

Uma pessoa com depressão tem muitas outras pessoas de sua família com depressão perto de si. Geralmente, há uma ruptura no fluxo de amor entre pais e filhos (Hellinger, 2017b).

Com frequência, a depressão reflete algo que incomoda os membros da família; o deprimido vive em um universo distante, não se conecta com a vida, com os movimentos, com as relações, assim como pode ser tratado com uma certa exclusão; e, desse modo, a depressão se repete de geração em geração.

Vício

Hellinger (2017a), em seu livro *A cura*, observa que o vício é um substituto de algo que falta em uma pessoa. De modo geral, tem relação com o pai, pois ninguém se sente completo e inteiro sem o pai. No entanto, o vício não é capaz de satisfazer essa necessidade, pois a pessoa leva para dentro de seu vício o que foi perdido. Por razões diversas, o pai é excluído e o filho toma somente a mãe, porém, inconscientemente, os vícios estão vinculados à exclusão do pai. Como a mãe pode ajudar esse filho? Vendo dentro dos filhos o pai e dizendo "Em você eu vejo seu pai, com amor".

Hellinger (2017a) salienta, ainda, que o ato de fumar com prazer conscientiza o fumante de quanto ele sente falta de algo.

O autor propõe um exercício para o indivíduo levar o pai que lhe falta para dentro do próprio vício. Quando o fumante deseja ou precisa fumar, deve fazê-lo com prazer, trazer a imagem de seu pai e sentir o quanto ele lhe faz falta. Ao tragar, deve imaginar o pai e deixar que a fumaça penetre profundamente em seus pulmões, olhar para o pai e internamente dizer: "Tomo você em minha vida e em meu coração" (Hellinger, 2017a, p. 111); é importante fumar até sentir seu pai dentro de si.

Câncer

O câncer é uma doença cuja gravidade pode levar à morte. As células cancerosas não temem a morte. Existe todo um envolvimento e dinâmicas próprias dos sistemas familiares, como culpa, mágoas, vazio, que, frequentemente, estão relacionados com a violação da hierarquia. Essa doença, segundo as constelações familiares, seria causada pela arrogância de se colocar acima dos pais, em especial acima da mãe, enxergando os defeitos e as fraquezas dela; nesse caso, o indivíduo se coloca como o herói, como o salvador daqueles que vieram antes. A pessoa que se coloca nessa posição pagaria um preço muito alto, podendo pagar até com a própria vida. Prefere morrer a tomar a mãe ou o pai.

Bulimia

A bulimia é o ato de comer e depois vomitar. Conforme as constelações familiares, podem estar vinculadas à bulimia diferentes dinâmicas, mas uma delas ocorre quando a mãe desqualifica e afasta o pai da criança. A mensagem dada é "Você só pode tomar de mim. O que vem do seu pai é ruim" (Hellinger, 2019, p. 174). Dessa forma, a criança toma a mãe, por lealdade, e vomita a comida em honra ao pai. Essa dinâmica pode ser curada quando se tomam igualmente ambos os pais.

Anorexia

Na anorexia, segundo Hellinger (2009), a dinâmica apresentada é "Eu quero morrer". Em *O amor do espírito*, Hellinger (2009) explica o caso de uma mãe que se recusara a cuidar de sua mãe idosa, colocando-a em um asilo. Logo na sequência, uma de suas filhas ficou anoréxica e passou a cuidar de idosos em um asilo. Esse é um exemplo de um caso de anorexia que ocorre quando um descendente assume uma culpa por expiação.

Esquizofrenia

Em *A própria felicidade*, Hellinger (2009) defende que esquizofrenia não é uma doença, mas um problema sistêmico grave, em que houve, por exemplo, um assassinato na família; pode ser que tanto a vítima quanto o assassino pertençam à mesma família ou que o caso tenha relação com uma pessoa próxima à família, como ex-parceiros. A pessoa esquizofrênica pode representar tanto o agressor quanto a vítima, ambos excluídos. Somente quando eles forem reconhecidos na alma do esquizofrênico e de sua família, a esquizofrenia poderá ter um fim.

Geralmente, não existe consciência desse acontecimento, porque ocorreu há muitas gerações, mas, no campo espiritual da família, a memória permanece preservada e vem à luz em uma constelação.

Autismo

Muitas experiências vividas por Bert Hellinger (2009) mostraram que o autismo tem uma dinâmica similar à da esquizofrenia. Em constelações que mostraram a reconciliação entre vítima e agressor, foram observadas melhoras surpreendentes nas crianças.

Crianças autistas são limitadas, mas acontecimentos na família também desempenham um papel no aspecto autista.

> **Importante!**
> Nem toda doença é uma expressão de desordem familiar sistêmica, nem são tais desordens as únicas causas de doenças.

6.5.5 Exemplo de uma constelação familiar

Vejamos um exemplo de luto de mãe, relatado por Stephan Hausner (2010) no livro *Constelações familiares e o caminho da cura*.

O caso refere-se a um cliente com frequentes doenças dos órgãos respiratórios e que resiste à terapia. Essa informação basta ao facilitador para começar a constelação e para entrar em sintonia com o cliente. Em sintonia com o cliente e seu tema, o facilitador percebe que o cliente, que tem uma profunda tristeza, se sintoniza, na sequência, com o pulmão e sente como se o pulmão estivesse dissociado do conjunto do organismo (Hausner, 2010).

Nesse momento, a facilitador escolhe dois representantes: um para o paciente e uma mulher para o pulmão. A representante do pulmão faz um movimento próprio e pousa a cabeça no ombro do representante do cliente, que está visivelmente desconfortável e, com cuidado, dá um passo à frente. Mantendo os olhos fechados, a representante do pulmão permanece apoiada no ombro do outro representante; em seguida, desloca para a frente todo o peso de seu corpo, impedindo o representante do cliente de prosseguir (Hausner, 2010).

A dinâmica da constelação revela que a representante do pulmão representa a própria mãe do cliente. Para o representante do cliente, o peso fica excessivo e ele se desprende, dando mais dois passos à frente. Já a representante do pulmão (mãe do cliente) abre os olhos, permanecendo de pé com a postura encurvada, e fixa o olhar no chão à sua frente como se procurasse algo. No caso, a mãe do cliente sofrera cinco abortos espontâneos antes do nascimento do cliente. Ao ouvir isso, a representante da mãe põe-se a chorar e ajoelha-se no chão. O cliente respira fundo e olha para o facilitador, com a expressão de quem sabe e concorda. A respiração do cliente muda, seu tórax parece mais livre e mais vivo. O facilitador encerra a constelação nesse ponto (Hausner, 2010).

Essa constelação permitiu uma conexão entre os sintomas do cliente e o luto e a dor da mãe dele. Com isso, caso reapareçam os sintomas, o cliente poderá ter uma relação diferente com eles, sabendo a que estão associados, e já disporá de uma possibilidade de mudança de atitude e de controle.

6.7 Exercícios sistêmicos

O papel dos exercícios sistêmicos é o de fazer com que, de modo simples e eficaz, as pessoas olhem para os próprios processos de inclusão e exclusão, devolvendo-as ao seu lugar no sistema, seja quando percebem que estão imitando, seja quando estão identificando ou substituindo um antecessor no sistema familiar.

Ao deixar de excluir, assim como de exercer o papel de salvador, o indivíduo amplia sua visão de mundo, sem julgar e ter expectativas. Os pais são aceitos exatamente como eles são e o filho toma tudo o que eles deram a ele. Sente gratidão pelo maior presente que recebe: a vida. Assim, libera-se dos próprios emaranhamentos e libera as gerações seguintes.

Somente encontrando o verdadeiro papel que lhe cabe dentro da família, a pessoa pode se sentir livre e resgatar sua vida com dignidade e totalidade.

6.7.1 Exercício: visualização de um sintoma

Em uma sessão de constelação, pode-se utilizar, também, um exercício de visualização como forma de se trabalhar um sintoma. Considerando as práticas vivenciadas pela autora deste capítulo na instituição Hellinger Schule, nesta seção, propomos a você, leitor, um exercício de visualização.

Feche os olhos, respire profundamente, até o momento em que você sinta que é o próprio ar que respira. Entre em contato consigo mesmo, olhe para dentro de você; então você se depara com algo que não está integrado a você, algo que não consegue realizar, aceitar, uma acusação ou reivindicação, uma doença ou sintoma, algo que lhe incomode.

Perceba qual é a sensação. Olhe para isso como se você olhasse para uma pessoa, para um semblante, e veja em que direção essa pessoa olha. Aguarde e perceba se ela se vira para a direita, para a esquerda ou para trás. Nesse momento, pode ser que você tenha algumas sensações. Simplesmente acolha.

Agora, olhe para onde a pessoa olha, aguarde e veja. É uma pessoa, pode ser uma visão nublada de um semblante, não importa.

Então, diga para essa pessoa: "Eu vejo você, eu quero conhecer melhor você". Sorria para ela e diga o seguinte: "Eu vejo você, você faz parte, eu honro você! Você veio antes de mim, agora posso mostrar o meu amor por você".

Assim, seu sintoma lentamente se aproxima desse ancestral e o traz até você! Diante desse ancestral, você é muito, muito pequeno. Olhando para esse ancestral, sem pressa, você lhe diz: "Por favor!".

Nesse momento, você deixa com esse ancestral as dores e as responsabilidades do *grande* (termo utilizado para identificar um pai, uma mãe, um ancestral, que veio antes na ordem da hierarquia), levando consigo somente o que pertence a você, o *pequeno* (termo utilizado para identificar aquele que veio depois na ordem da hierarquia).

Diga a ele: "Respeito seu destino, com amor"; em seguida, lentamente, vire-se de costas para esse ancestral, que o abençoa.

Dê um passo, lentamente, e outro passo...

Agora, você pode olhar para certos acontecimentos de sua vida que talvez tenham lhe causado dor, tristeza ou aborrecimentos; talvez sejam acontecimentos em relação aos quais você tenha tido culpa e não queira ver, aceitar ou confirmar a responsabilidade. Não importa. Olhe para esses acontecimentos.

Olhe para eles como para uma pessoa. Abra seu coração para cada um deles e diga: "Sim, agora eu concordo com tudo, foi como foi". Incline um pouco sua cabeça, com uma leve reverência.

Ainda com a cabeça inclinada, diga "sim" a todas as consequências: "Sim ao presente"; "Eu acolho com amor!"; "Concordo com a força que o evento gerou"; "Agora eu estarei em paz com você".

E, novamente, lentamente vire de costas para tudo isso e para a pessoa que representa esses acontecimentos. Olhe para a frente, para seu futuro, para a saúde, para a sua vida. Lentamente, dê um passo... e mais um. Perceba se você consegue. Se for difícil, volte-se e novamente e diga: "Por favor, por favor!".

Volte-se novamente para seu futuro, sorria, tente, sorria. E caminhe em direção a ele, à sua vida.

Síntese

Neste capítulo, nosso objetivo foi não só apresentar as constelações originais Hellinger – *familienstellen* –, mas também despertar para as possibilidades e para o potencial desse trabalho com pessoas doentes. O papel do facilitador é o de levar o cliente a uma compreensão, por meio de imagens interiores, atitudes e afirmações de crenças que o fazem adoecer, assim como colocá-lo em contato com realidades que lhe possibilitem mudar de atitude, para que possa obter o alívio ou mesmo a cura dos sintomas.

Não podemos afirmar, sob a ótica do *familienstellen*, que existe uma única causa para a manifestação das doenças, mas existem algumas dinâmicas que são mais frequentemente observadas. No entanto, quando o facilitar abre o tema do cliente, em uma constelação, o que ele deve respeitar é o que se mostra no campo. E o que se mostra no campo atua de modo inconsciente e pode estar ligado com atitudes também inconscientes ou fatos ocorridos no passado familiar do cliente.

O *familienstellen* atua naquilo que é essencial para dissolver antigos padrões familiares, que impedem o livre fluxo de amor entre os membros de um sistema, levando-os a uma nova compreensão e à cura desses padrões. Um médico cura os sintomas e suas causas físicas; nas constelações familiares, o olhar está na cura da alma.

Com as constelações familiares, as pessoas aprendem que, para a saúde imperar, é preciso compreender e não julgar; dar um lugar no próprio coração a todos os que pertencem ao próprio sistema, respeitar a precedência daqueles que vieram antes, sem ter a arrogância de querer resolver pelos mais velhos o que compete a eles cuidar e resolver, de modo a estabelecer o equilíbrio entre as trocas. Além disso, segundo as constelações familiares, por trás de todo emaranhamento, de toda doença, o indivíduo tem a oportunidade de olhar e incluir o que ou quem precisa ser incluído, aprendendo que o amor tem ordem e um propósito de servir à vida.

Questões para revisão

1. Por que Bert Hellinger afirma que a doença deve ser recebida como um presente?

2. Qual é o movimento que leva a doenças?

3. As principais descobertas de Bert Hellinger que fundamentam as constelações familiares são:
   a) o pertencimento e a hierarquia.
   b) o fato de que os filhos seguem seus pais em suas escolhas.
   c) os níveis de consciência e as ordens do amor.
   d) o pertencimento e o equilíbrio entre dar e tomar.
   e) o fato de que membros de nossa família são constantemente excluídos.

4. O que diferencia as constelações familiares do tratamento médico convencional?
   a) O médico cura os sintomas; nas constelações familiares, o olhar está na cura da alma.
   b) Ambos os métodos têm seu olhar para a doença.
   c) O médico receita remédios, e a constelação familiar não concorda com a medicação.
   d) As constelações familiares substituem o tratamento médico convencional.
   e) O tratamento médico convencional tem seu olhar voltado ao ser integral.

5. Segundo as constelações familiares, dificuldades nos relacionamentos, no trabalho, na prosperidade e problemas na saúde são consequências de:
   a) falta de autocuidado e autoestima.
   b) diferenças socioeconômicas e sociais.
   c) violações, mesmo que inconscientes, das ordens do amor.
   d) pais ausentes.
   e) necessidades de todos os seres humanos relacionadas a seu desenvolvimento espiritual.

Questões para reflexão

1. Em uma das leis ou ordens do amor, a do equilíbrio entre dar e receber, reside a necessidade de compensação entre as trocas. O que ocorre com uma pessoa quando ela recebe algo de alguém, segundo essa lei?

2. Conforme a primeira lei ou ordem do amor, a lei do pertencimento, todos aqueles que fazem parte de nosso sistema familiar tem o direito de pertencer. O que ocorre quando um membro do sistema é excluído?

3. Segundo as constelações familiares, o movimento que leva a doenças é o amor do vínculo, de pertencimento; esse amor que nos liga à nossa família e aos seus destinos, ao mesmo tempo, nos liga ao que não está resolvido e ao que é difícil nela, como fraquezas, dores, cargas e culpa. Esse movimento também acontece quando não ocupamos nosso lugar na hierarquia familiar, por meio de um amor que é cego, colocando-nos acima de nossos pais ou de outro ancestral na tentativa inconsciente de salvá-los. Qual movimento leva à cura?

Considerações finais

Compreender as Práticas Integrativas e Complementares em Saúde (Pics) proporciona o aprendizado da abordagem em saúde de maneira holística, ou seja, tratar o corpo de modo integral, sem divisão por partes ou sistemas. A medicina convencional, no modelo biomédico, tem sua importância na recuperação das doenças e dos diversos agravos à saúde humana e animal, mas as Pics vêm a somar no tratamento da saúde, complementando a prática convencional e colocando o indivíduo como protagonista em seu cuidado com a saúde.

As Pics advêm de uma necessidade explicitada em 1978 na Declaração de Alma-Ata sobre Cuidados Primários em saúde, em que se pontuou:

> II – A chocante desigualdade existente no estado de saúde dos povos, particularmente entre os países desenvolvidos e em desenvolvimento, assim como dentro dos países, é política, social e economicamente inaceitável e constitui por isso objeto da preocupação comum de todos os países. (Declaração..., 1978, p. 1)

Dessa forma, como mostramos neste livro, as Pics têm como objetivo em comum o estímulo ao autocuidado, à preservação e à recuperação da saúde de maneira integral.

Nesta obra, abordamos 6 das 29 Pics institucionalizadas pelo Ministério da Saúde na Política Nacional de Práticas Integrativas e Complementares (PNPIC), reunindo informações sobre práticas, técnicas, profissionalização e detalhes específicos e inerentes a cada uma.

Ressaltamos que é de extrema importância a divulgação e o estudo das diferentes perspectivas aplicadas no cuidado à saúde integral do indivíduo, sendo necessário que cada vez mais novos profissionais conheçam as Pics e adotem essas práticas como abordagem terapêutica.

Referências

ACARYA, S. S. **Tattvabodhah**. Tradução de Gloria Arieira. Rio de Janeiro: Vidya Mandir, 2016.

ALTSHULER, I. M. Four Year's Experience with Music as a Therapeutic Agent at Eloise Hospital. **The American Journal of Psychiatry**, v. 100, p. 792-94, 1944.

AMT-PR – Associação de Musicoterapia do Paraná. **O que é musicoterapia?** Disponível em: <https://amtpr.com.br/musicoterapia>. Acesso em: 24 ago. 2022.

ANDRIOLO, A. A "Psicologia da Arte" no olhar de Osório Cesar. **Psicologia, Ciência e Profissão**, n. 23, v. 4, p. 74-81, 2003. Disponível em: <http://pepsic.bvsalud.org/pdf/pcp/v23n4/v23n4a11.pdf>. Acesso em: 10 mar. 2022.

APTE, V. S. **The Practical Sanskrit-English Dictionary**. Delhi: Motilal Banarsidass, 1985.

ARIEIRA, G. **O yoga que conduz à plenitude**: os Yoga Sutras de Patañjali. Rio de Janeiro: Sextante, 2017.

BARCELLOS, L. R. M. **Cadernos de musicoterapia 4**: etapas do processo musicoterápico ou para uma metodologia em musicoterapia. Rio de Janeiro: Enelivros, 1999.

BARCELLOS, L. R. M. O musicoterapeuta na contemporaneidade. **Revista InCantare**, Curitiba, v. 11, n. 2, p. 1-144, jul./dez. 2019. Disponível em: <http://periodicos.unespar.edu.br/index.php/incantare/article/view/3753>. Acesso em: 24 ago. 2022.

BARRETO, J. P. Cinema: Passagem dos Beatles na Índia é esmiuçada em novo documentário. **Scream and Yell**, 27 jan. 2022. Disponível em: <http://screamyell.com.br/site/2022/01/27/cinema-passagem-dos-beatles-pela-india-e-esmiucada-em-novo-documentario>. Acesso em: 24 ago. 2022.

BBC NEWS. **O momento em que ex-bailarina com Alzheimer lembra seus movimentos em 'Lago dos Cisnes'**. 12 nov. 2020. Disponível em: <https://www.bbc.com/portuguese/geral-54916468>. Acesso em: 24 ago. 2022.

BENENZON, R. O. **Manual de musicoterapia**. Tradução de Clementina Nastari. Rio de Janeiro: Enelivros, 1985.

BENENZON, R. **Teoria da musicoterapia**: contribuição ao conhecimento do contexto não verbal. Tradução de Ana Sheila M. de Uricoechea. São Paulo: Summus, 1998.

BÍBLIA. Português. **Bíblia sagrada**. Tradução de Padre Antônio Pereira de Figueredo. Rio de Janeiro: Encyclopaedia Britannica, 1980.

BRASIL. Ministério da Saúde. O que significa ter saúde? **Saúde Brasil**, 7 ago. 2020a. Disponível em: <https://saudebrasil.saude.gov.br/eu-quero-me-exercitar-mais/o-que-significa-ter-saude>. Acesso em: 24 ago. 2022.

BRASIL. Ministério da Saúde. Portaria n. 702, de 21 de março de 2018. **Diário Oficial da União**, Brasília, DF, 22 mar. 2018a. Disponível em: <https://www.in.gov.br/web/guest/materia/-/asset_publisher/Kujrw0TZC2Mb/content/id/7526450/do1-2018-03-22-portaria-n-702-de-21-de-marco-de-2018-7526446>. Acesso em: 22 ago. 2022.

BRASIL. Ministério da Saúde. Portaria n. 849, de 27 de março de 2017. **Diário Oficial da União**, Brasília, DF, 28 mar 2017a. Disponível em: <https://bvsms.saude.gov.br/bvs/saudelegis/gm/2017/prt0849_28_03_2017.html>. Acesso em: 24 ago. 2022.

BRASIL. Ministério da Saúde. Secretaria de Atenção à Saúde. Departamento de Atenção Básica. **Manual de implantação de serviços de práticas integrativas e complementares no SUS**. Brasília: Ministério da Saúde, 2018b. Disponível em: <http://189.28.128.100/dab/docs/portaldab/publicacoes/manual_implantacao_servicos_pics.pdf>. Acesso em: 24 ago. 2022.

BRASIL. Ministério da Saúde. Secretaria de Atenção à Saúde. Portaria n. 145, de 11 de janeiro de 2017. **Diário Oficial da União**, Brasília, DF, 13 jan. 2017b. Disponível em: <https://www.in.gov.br/materia/-/asset_publisher/Kujrw0TZC2Mb/content/id/20581305/do1-2017-01-13-portaria-n-145-de-11-de-janeiro-de-2017-20581242>. Acesso em: 24 ago. 2022.

BRASIL. Ministério da Saúde. Secretaria de Atenção Primária à Saúde. Departamento de Saúde da Família. **Relatório de Monitoramento Nacional das Práticas Integrativas e Complementares em Saúde nos Sistemas de Informação em Saúde**. Brasília: Ministério da Saúde, 2020b. Disponível em: <http://189.28.128.100/dab/docs/portaldab/documentos/pics/Relatorio_Monitoramento_das_PICS_no_Brasil_julho_2020_v1_0.pdf>. Acesso em: 24 ago. 2022.

BRASIL. Ministério da Saúde. Secretaria de Atenção Primária à Saúde (Saps). **Legislações**. Disponível em: <https://aps.saude.gov.br/biblioteca/acervo/Mzc=%22>. Acesso em: 24 ago. 2022a.

BRASIL. Ministério da Saúde. Secretaria de Atenção Primária à Saúde (Saps). **O que é Atenção Primária**? Disponível em: <https://aps.saude.gov.br/smp/smpoquee>. Acesso em: 24 ago. 2022b.

BRASIL. Ministério da Saúde. Secretaria de Atenção Primária à Saúde (Saps). **Política Nacional de Práticas Integrativas e Complementares**: histórico. Disponível em: <https://aps.saude.gov.br/ape/pics/historico>. Acesso em: 24 ago. 2022c.

BRASIL. Ministério da Saúde. Secretaria de Atenção Primária à Saúde (Saps). **O SUS das práticas integrativas**: meditação. 10 maio 2017c. Disponível em: <https://aps.saude.gov.br/noticia/2356>. Acesso em: 24 ago. 2022.

BRASIL. Ministério da Saúde. Secretaria de Atenção Primária à Saúde (Saps). **Política Nacional de Práticas Integrativas e Complementares**: as práticas. Disponível em: <https://aps.saude.gov.br/ape/pics/praticasintegrativas>. Acesso em: 24 ago. 2022d.

BRENAM, B. A. **Mãos de luz**: um guia para a cura através do campo de energia humano. 22. ed. São Paulo: Pensamento, 2018.

BROCKINGTON, G. Neurociência e ensino da física: limites e possibilidades em um campo inexplorado. **Revista Brasileira de Ensino de Física**, n. 43, 2021. Seção Especial. Disponível em: <https://www.scielo.br/j/rbef/a/7b5S7CYgyFZQWPMpmxHw4wP/?lang=pt>. Acesso em: 24 ago. 2022.

BRUSCIA, K. **Definindo musicoterapia**. 2. ed. Rio de Janeiro: Enelivros, 2000.

CESAR, O. **A expressão artística nos alienados**. São Paulo: Officinas Graphicas do Hospital de Juquery, 1929.

CHOPRA, D. **A cura quântica**. 57. ed. Rio de Janeiro: BestSeller, 2018.

COFFITO – Conselho Federal de Fisioterapia e Terapia Ocupacional. **Ministério da Saúde amplia oferta de PICS**: arteterapia, quiropraxia e osteopatia são incluídas nas Práticas Integrativas e Complementares. 17 jan. 2017. Disponível em: <https://www.coffito.gov.br/nsite/?p=6267>. Acesso em: 24 ago. 2022.

CORDIOLI, A.V. **Psicoterapias**: abordagens atuais. Porto Alegre: Artes Médicas,1993.

CURY, A. **Inteligência socioemocional**. Rio de Janeiro: Sextante, 2019.

D'ANGELO, E. A.; CORTÊS, J. R. **Ayurveda**: a ciência da longa vida. 2. ed. São Paulo: Madras, 2015.

DALE, C. **Manual prático do corpo sutil**: o guia definitivo para compreender a cura energética. São Paulo: Cultrix, 2017.

DECLARAÇÃO de Alma-Ata sobre Cuidados Primários. In: CONFERÊNCIA INTERNACIONAL SOBRE CUIDADOS PRIMÁRIOS DE SAÚDE, Alma-Ata, URSS, 6-12 set. 1978. Disponível em: <https://bvsms.saude.gov.br/bvs/publicacoes/declaracao_alma_ata.pdf>. Acesso em: 15 jan. 2021.

DESIKACHAR, T. K. V. **O coração do yoga**. São Paula: Mantra, 2019.

DREXLER, J. **Bailar en la cueva**. Espanha: WMG, 2017. 1 CD.

ELIADE, M. **Yoga**: imortalidade e liberdade. São Paulo: Palas Athena, 1996.

FEUERSTEIN, G. **A tradição do yoga**: história, filosofia, literatura e prática. São Paulo: Pensamento, 2001.

FEWB – Federação das Escolas Waldorf no Brasil. **Fundamentos da pedagogia Waldorf**. Disponível em: <http://www.fewb.org.br/pw.html>. Acesso em: 24 ago. 2022.

FISCHER, E. A função da arte. In: FISCHER, E. **A necessidade da arte**. 8. ed. Rio de Janeiro: Zahar Editores, 1981. p. 11-20.

GANGADHARA, S. **Yoga Nidra**: o sono consciente. Belo Horizonte: Mondana, 2014.

GAUDING, M. **A Bíblia da meditação**: o guia definitivo de trabalho com a meditação. São Paulo: Pensamento, 2011.

GERBER, R. **Medicina vibracional**: uma medicina para o futuro. São Paulo: Cultrix, 2007.

GHAROTE, M. L. **Técnicas de yoga**. São Paulo: Phorte, 2007.

GOLEMAN, D. **A mente meditativa**: as diferentes experiências meditativas no Oriente e no Ocidente. São Paulo: Ática, 1996.

GOLEMAN, D.; DAVIDSON, R. J. **A ciência da meditação**: como transformar o cérebro, a mente e o corpo. Rio de Janeiro: Objetiva, 2017.

GOSWAMI, A. **Consciência quântica**: uma nova visão sobre o amor, a morte e o sentido da vida. São Paulo: Aleph, 2018.

GOSWAMI, A. **O médico quântico**: orientações de um físico para a saúde e a cura. São Paulo: Cultrix, 2006.

HAUSNER, S. **Constelações familiares e o caminho da cura**. São Paulo: Cultrix, 2010.

HELLINGER SCHULE. **Constelação familiar (familienstellen)**: a evolução de familienstellen até o atual Original Hellinger® Familienstellen. Disponível em: <https://www.hellinger.com/pt/constelacao-familiar/o-que-e-constelacao-familiar/a-evolucao-de-familienstellen>. Acesso em: 24 ago. 2022.

HELLINGER, B. **A cura**. 3. ed. Belo Horizonte: Atman, 2017a.

HELLINGER, B. **A fonte não precisa perguntar pelo caminho**. 4.ed. Belo Horizonte: Atman, 2017b.

HELLINGER, B. **As ordens da ajuda**: um livro de treinamento. Patos de Minas: Atman, 2005.

HELLINGER, B. **Autobiografia**: meu trabalho, minha vida. São Paulo: Cultrix, 2020.

HELLINGER, B. **O amor do espírito**. Patos de Minas: Atman, 2009.

HELLINGER, B. **Olhando para a alma das crianças**. Patos de Minas: Atman, 2015.

HELLINGER, B. **Ordens do amor**: um guia para o trabalho com constelações familiares. 3. ed. São Paulo: Cultrix, 2007.

HELLINGER, B. **Sobre as consciências**: o que fica e o que parte – a constelação familiar espiritual. In: CONGRESSO EM REIT IM WINKL, 2006, Alemanha. Disponível em: <http://constelacaodeciowilma.com.br/index.php/mais-informacoes-sobre-constelacao-familiar-ibhbc/textos-sobre-constelacoes/50-sobre-as-consciencias>. Acesso em: 24 ago. 2022.

HELLINGER, S. **A própria felicidade**. 2. ed. Brasília: Tagore, 2019.

IBGE – Instituto Brasileiro de Geografia e Estatística. **Pesquisa Nacional de Saúde**: 2019 – informações sobre domicílios, acesso e utilização dos serviços de saúde – Brasil, Grandes Regiões e unidades da Federação. Rio de Janeiro, 2020. Disponível em: <https://biblioteca.ibge.gov.br/visualizacao/livros/liv101748.pdf>. Acesso em: 24 ago. 2022.

JUNG, C. G. **Entrevista concedida a Richard I. Evans**. Zurique, ago. 1957. Disponível em: <https://www.youtube.com/watch?v=c6VpU5FfqT0>. Acesso em: 24 ago. 2022.

JUNG, C. G. **O homem e seus símbolos**. Rio de Janeiro: Nova Fronteira, 1964.

KOHN, R. et al. Mental Health in the Americas: an Overview of the Treatment Gap. **Revista Panamericana de Salud Pública**, n. 42, 2018. Disponível em: <https://doi.org/10.26633/RPSP.2018.165>. Acesso em: 24 ago. 2022.

LIPTON, B. H. **A biologia da crença**. Tradução de Yma Vick. São Paulo: Butterfly, 2007.

LOBERG, K.; PERLMUTTER, D. **A dieta da mente**. São Paulo: Paralela, 2014.

LORDIER, L. et al. Music in Premature Infants Enhances High-level Cognitive Brain Networks. **Proceedings of the National Academy of Sciences of the United States of America**, v. 16, n. 24, p. 12103-12108, 2019. Disponível em: <https://www.pnas.org/doi/pdf/10.1073/pnas.1817536116>. Acesso em: 24 ago. 2022.

LYSEBETH, A.V. **Tantra**: o culto da feminilidade. São Paulo: Summus, 1994.

MACIEL, C.; CARNEIRO, C. (Org). **Diálogos criativos entre a arteterapia e a psicologia junguiana**. Rio de Janeiro: Wak, 2012.

MADSEN, C.K. et al. A Behavioral Approach to Music Therapy. **Journal of Music Therapy**, v. 5, p. 69-71, 1968. Disponível em: <https://www.researchgate.net/publication/278764459_A_Behavioral_Approach_to_Music_Therapy>. Acesso em: 24 ago. 2022.

MAZOUYER, M.; ROUDART, L. **História das agriculturas no mundo**: do Neolítico à crise contemporânea. Tradução de Cláudia F. Falluh Balduino Ferreira. São Paulo: Ed. da Unesp, 2010.

MOORS, F. **Liberating Isolation**: the Yogasutra of Patañjali. Belgium: Jaber Translation & Publishing House, 2019.

MORENO, J. The Music Therapist: Creative Arts Therapist and Contemporary Shaman. **The Arts in Psychotherapy**, v. 15, n. 4, p. 271-280, 1988.

MURPHY, J. **O poder do subconsciente**. 75. ed. Rio de Janeiro: BestSeller, 2018.

MURTHY, K. R. S. **Astanga Hrdayam**. Varanasi: Chowkhamba Krshnadas Academy, 2016a. v. 2: Nidana, Ciktsa e Kalpasiddhi Sthana.

MURTHY, K. R. S. **Astanga Hrdayam**. Varanasi: Chowkhamba Krshnadas Academy, 2017. v. 3: Uttara Sthana.

MURTHY, K. R. S. **Astanga Hrdayam**. Varanasi: Chowkhamba Krshnadas Academy, 2016b. v. 1: Sutra e Sarira Sthana.

NORDOFF-ROBBINS Music Therapy Video Portrait (Part 1). Disponível em: <https://www.youtube.com/watch?v=_CuAjiU7RBg>. Acesso em: 24 ago. 2022.

NORO – Nordoff-Robbins Music Therapy Australia. **Simra**: Exploring the World through Music. Disponível em: <https://www.youtube.com/watch?v=ow_nGPi3d9k>. Acesso em: 24 ago. 2022.

OMS – Organização Mundial da Saúde. **Carta de Ottawa**: Primeira Conferência Internacional sobre Promoção de Saúde. Ottawa, 1986. Disponível em: <https://bvsms.saude.gov.br/bvs/publicacoes/carta_ottawa.pdf>. Acesso em: 24 ago. 2022.

OPAS – Organização Pan-Americana da Saúde. **Dia Mundial da Saúde Mental**: uma oportunidade para dar o pontapé inicial em uma grande escala de investimentos. 27 ago. 2020. Disponível em: <https://www.paho.org/pt/noticias/27-8-2020-dia-mundial-da-saude-mental-uma-oportunidade-para-dar-pontape-inicial-em-uma>. Acesso em: 10 mar. 2022.

OSTROWER, F. **Criatividade e processos de criação**. Petrópolis: Vozes, 1978.

PAHO – Pan American Health Organization. **Atlas of Mental Health of the Americas 2017**. Washington, D.C.: PAHO, 2018.

PAIN, S.; JARREAU, G. **Teoria e técnica da arteterapia**: a compreensão do sujeito. Porto Alegre: Artes Médicas, 1996.

PAIN, S. **Fundamentos da arteterapia**. Petrópolis: Vozes, 2009.

PARANÁ. Câmara dos Deputados. **Projeto de Lei n. 9.358/2017**. Regulamenta as profissões de consultor, terapeuta e assessor de ayurveda. 2017. Disponível em: <https://www.camara.leg.br/proposicoesWeb/prop_mostrarintegra?codteor=1640124>. Acesso em: 24 ago. 2022.

PATAÑJALI. **Os Yoga Sutras de Patanjali**: texto clássico fundamental do sistema filosófico do yoga. Tradução, introdução e notas de Carlos Eduardo Gonzales Barbosa. São Paulo: Mantra, 2017.

PEIRCE, P. **Frequência vibracional**: as nove fases da transformação pessoal para utilizar todo o potencial da energia interior. São Paulo: Cultrix, 2011.

PERNAMBUCO. Câmara dos Deputados. **Projeto de Lei n. 6.379/2019**. Dispõe sobre a regulamentação da atividade profissional de musicoterapeuta. 2019. Disponível em: <https://www.camara.leg.br/proposicoesWeb/fichadetramitacao?idProposicao=2233401>. Acesso em: 24 ago. 2022.

PETRAGLIA, M. **A música e sua relação com o ser humano**. Botucatu: OuvirAtivo, 2010.

PHILIPPINI, Â. **Linguagens e materiais expressivos em arteterapia**: uso, indicações e propriedades. Rio de Janeiro: Wak, 2009.

PHILIPPINI, Â. Universo junguiano e arteterapia. **Revista Imagens da Transformação**, Rio de Janeiro, n. 2, v. 2, 1995. Disponível em: <https://www.arteterapia.org.br/pdfs/univers.pdf>. Acesso em: 24 ago. 2022.

PRABHUPADA. S. B. **Bhagavad-gita**: como Ele é. São Paulo: The Bhaktivedanta Book Trust, 2017.

PSICOLOGIA PREVITALI. **Estados de consciência**. Disponível em: <https://www.psicologiaprevitali.com.br/estados-de-consciencia>. Acesso em: 24 ago. 2022.

RICARD, M.; SINGER, W. **Cérebro e meditação**: diálogos entre o budismo e a neurociência. São Paulo: Alaúde, 2018.

ROBBINS, A. **Poder sem limites**: o caminho do sucesso pessoal pela programação neurolinguística. 26. ed. Rio de Janeiro: BestSeller, 2017.

RUUD, E. **Caminhos da musicoterapia**. São Paulo: Summus, 1990.

SANTAELLA, D. F.; SILVA, G. D. da. **Anatomia e fisiologia aplicadas ao hatha yoga**. São Paulo: Carthago, 2011. v. 1: Sistema locomotor.

SANTAELLA, D. F.; SILVA, G. D. da. **Anatomia e fisiologia aplicadas ao hatha yoga**. São Paulo: Carthago, 2014. v. 2: Sistema cardiorrespiratório.

SANTOS, C. F. Setting musicoterapêutico: encontros visuais e sonoros. **Revista Brasileira de Musicoterapia**, ano 14, n. 13, p. 15-26, 2012. Disponível em: <http://www.revistademusicoterapia.mus.br/wp-content/uploads/2016/10/SETTING-MUSICOTERAP%C3%8AUTICO-ENCONTROS-VISUAIS-E-SONOROS.pdf>. Acesso em: 24 ago. 2022.

SCHUH, L. M. et al. Meditação: uma estratégia de cuidado em saúde para estudantes universitários. **REUFSM – Revista de Enfermagem da Universidade Federal de Santa Maria**, v. 11, ed. 9, p. 1-21, 2021. Disponível em: <https://periodicos.ufsm.br/reufsm/article/view/43156/html>. Acesso em: 24 ago. 2022.

SILVA, G. A. **Curso básico de yoga**: teórico e prático. São Paulo: Phorte, 2009.

SILVA, G. F. B. P. et al. Os significados do conceito de abordagem teórica e as implicações na prática do psicólogo: um estudo com graduandos de Psicologia. In: SEMINÁRIO ESTUDANTIL DE PRODUÇÃO ACADÊMICA, 17., 2018, Salvador. **Anais**... Disponível em: <https://revistas.unifacs.br/index.php/sepa/article/view/5577/3620>. Acesso em: 24 ago. 2022.

SILVEIRA, N. da. **Jung**: vida e obra. Rio de Janeiro: Paz e Terra. 2001.

SMITH, M. **Musicoterapia e identidade humana**: transformar para ressignificar. São Paulo: Memnon, 2015.

SOUTO, A. **A essência do hatha yoga**: pradipika, gheranda samhita, goraksha shataka. São Paulo: Phorte, 2009.

SOUZA, O. R. **Longevidade com criatividade**: arteterapia com idosos. 2. ed. Edição do autor. Belo Horizonte: [s.n.], 2014.

STANDLEY, J. Music Research in Medical/Dental Treatment: Meta-analysis and Clinical Applications. **Journal of Music Therapy**, v. 23, n. 2, p. 56-122, 1986.

SVATMARAMA, S. **Hatha-yoga-pradipika**: uma luz sobre o hatha-yoga. São Paulo: Manta, 2017.

TAIMNI, I.K. **A ciência do yoga**: comentários sobre os Yoga Sutras de Patanjali à luz do pensamento moderno. Brasília: Teosófica, 2011.

TEAGISANANDA, S. **Svetas Vataroapanishad**. Madras: Sri Ramakrishna Math Milapore, 1949.

TESCAROLLI, L.; GONÇALVES, F. A. B. **Leis sistêmicas**. Disponível em: <http://www.carpesmadaleno.com.br/gerenciador/doc/09e7d4994e8515df65380e9e0a690b48leis_sistemicas.pdf>. Acesso em: 24 ago. 2022.

THANISSARO, B. **A cada respiração**: um guia de meditação. Tradução de Carla Barroso Carneiro. Brasília: SVM, 2015. Disponível em: <https://www.dhammatalks.org/Archive/portugues/ACadaRespiracao151205.pdf>. Acesso em: 24 ago. 2022.

TORRES, A. C. **Arteterapia na hospitalização pediátrica**: análise das produções à luz da psicologia analítica. Curitiba: CRV, 2015.

TORRINHA, F. **Dicionário latino português**. Porto: Faculdade de Letras da Universidade de Porto, 1942.

UBAAT – União Brasileira das Associações de Arteterapia. Disponível em: <https://www.ubaatbrasil.com>. Acesso em: 7 fev. 2022a.

UBAAT – União Brasileira das Associações de Arteterapia. **Arteterapia**. Disponível em: <https://www.ubaatbrasil.com>. Acesso em: 24 ago. 2022b.

UBAAT – União Brasileira de Associações de Arteterapia. **Código de Ética dos Arteterapeutas**. Disponível em: <https://www.ubaatbrasil.com/_files/ugd/f2bb16_831a7c69c28e481e8a1f0a5e75f4c808.pdf>. Acesso em: 24 ago. 2022c.

UBAM – União Brasileira das Associações de Musicoterapia. **Breve história da musicoterapia no Brasil**. Disponível em: <https://ubammusicoterapia.com.br/institucional/musicoterapia/historia-no-brasil>. Acesso em: 24 ago. 2022.

UBAM – União Brasileira das Associações de Musicoterapia. Definição brasileira de musicoterapia. **Jornal de Notícias**, 6 dez. 2018. Disponível em: <https://ubammusicoterapia.com.br/definicao-brasileira-de-musicoterapia>. Acesso em: 24 ago. 2022.

UMASS – University of Massachusetts Medical School. Deparment of Medicine. Division of Mindfulness. **Center for Mindfulness in Medicine, Health Care, and Society**. Disponível em: <https://www.umassmed.edu/division-mindfulness/center-for-mindfulness>. Acesso em: 24 ago. 2022.

UPANISADAS. **Os doze textos fundamentais**. Tradução, introdução e notas de Adriano Aprigliano. São Paulo: Mantra, 2020.

VALLADARES, A. C. (Org.). **Arteterapia no novo paradigma de atenção em saúde mental**. São Paulo: Vetor, 2004.

VYASA, K. D. **Bhagavad Gita**: texto clássico indiano. Tradução de Carlos E. G. Barbosa. São Paulo: Mantra 2018.

WALLIS, C.D. **O tantra iluminado**: filosofia, história e práticas de uma tradição atemporal. São Paulo: Tilakam, 2018.

WATERSTONE, R. **India**: Living Wisdon Collection. London: Duncan Baird Publishers, 1995.

WEISS, B. L. **Meditando com Brian Weiss**. Rio de Janeiro: Sextante, 2010.

WHO – World Health Organization. **Declaration of Alma-Ata**. In: REPORT OF THE INTERNATIONAL CONFERENCE ON PRIMARY HEALTH CARE, Alma-Ata, USSR, 6-12 September 1978. Geneva, 1978. Disponível em: <https://www.who.int/publications-detail-redirect/declaration-of-alma-ata>. Acesso em: 15 jan. 2021.

WHO – World Health Organization. **The World Health Report 2001**. Mental Health: New Understanding, New Hope. Switzerland, 2001. Disponível em: <https://apps.who.int/iris/bitstream/handle/10665/42390/WHR_2001.pdf?sequence=1&isAllowed=y>. Acesso em: 24 ago. 2022.

WILLIAMS, M.; PENMAN, D. **Atenção plena**. Tradução de Ivo Korytowski. Rio de Janeiro: Sextante, 2015.

ZIMMER, H. R. **Filosofias da Índia**. São Paulo: Palas Athena, 2008.

Respostas

Capítulo 1
Questões para revisão
1. a
2. b
3. a
4. Pain (2009); Souza (2014).
5. Nise da Silveira fez uma integração entre arte e psicologia no contexto terapêutico.

Questões para reflexão
1. A realização de um processo arteterapêutico em si próprio é importante para que o profissional possa exercitar os efeitos desse processo nas próprias questões, aumentando sua autopercepção, além de se evidenciar a relevância da vivência nas dinâmicas desenvolvidas no *setting*.
2. A criação de vínculo é importante especialmente no que se refere à confiança entre cliente e arteterapeuta, auxiliando no processo de empatia e compreensão dos objetivos buscados pelo cliente.
3. O Código de Ética do Arteterapeuta estabelece diretrizes que determinam regras gerais quanto ao compromisso desse profissional e às ações que desenvolve no decorrer dos atendimentos em todo o território nacional.
4. É importante contratar um profissional credenciado pela Associação de Arteterapia do estado em que ele atua porque isso garante seu alinhamento às exigências da União Brasileira de Associações de

Arteterapia (Ubaat). Desse modo, o profissional recebe um número de registro para atuar em seu estado e em todo o território brasileiro, participa de eventos referentes à arteterapia, recebendo descontos, e tem seu nome divulgado no rol dos arteterapeutas credenciados pela referida associação.

5. A integração da arteterapia como uma das Práticas Integrativas e Complementares em Saúde (Pics) é de fundamental importância, tendo em vista o reconhecimento como profissão, dando origem aos Conselhos Nacional e Estaduais de Arteterapia e validando como categoria profissional o arteterapeuta.

Capítulo 2

Questões para revisão

1. d
2. d
3. d
4. É a experiência vivida pelo cliente quando em contato com a música e seus elementos, propiciada a partir de uma proposta musicoterapeuta. Ela engloba as ações realizadas, bem como os sentimentos e os pensamentos acessados por meio delas.
5. Na experiência de composição, busca-se fazer algum tipo de registro, um processo em que o fim seja a obra do cliente. Já a improvisação é livre, sem o objetivo de criar algo que possa ser reproduzido.

Questões para reflexão

1. Deve-se observar o fato de ser uma profissão nova e ainda pouco conhecida, levando-se em conta a possibilidade de haver a diminuição de profissionais habilitados no mercado, uma vez que a pós-graduação na área não será mais considerada para exercer a profissão. Em contrapartida, deve-se ponderar sobre a elevação da qualidade do ensino e da formação de profissionais, bem como a possível expansão de

novos cursos de nível universitário no Brasil. Em termos de classe trabalhista, é importante refletir sobre o quanto os profissionais e a musicoterapia brasileira podem se fortalecer no que tange à garantia de direitos, ao reconhecimento da profissão no campo da saúde e ao aumento de oportunidades por meio de políticas públicas.

2. Tendo em vista o excesso de tecnologias que a vida moderna já proporciona no dia a dia, é preciso refletir sobre o vínculo entre terapeuta e cliente, percebendo-se a influência que a reprodução musical por meio de alguma mídia pode trazer. Além disso, deve-se pensar que as tecnologias "facilitam" os caminhos para se chegar até algo, mas, em um processo terapêutico, o caminho em si é que traz as experiências necessárias de cura. Por outro lado, os recursos tecnológicos podem propiciar ferramentas úteis para que as experiências musicoterapêuticas se tornem possíveis.

Capítulo 3
Questões para revisão

1. a
2. b
3. a
4.

Pessoa	Formato de corpo	Pensamento	Cor da pele	Memória
Vata	Longilíneo, pele ressacada, tendões aparentes	Hiperativo, desatento, com dificuldade de foco	Azeitonada	Volátil, esquece tudo com facilidade
Pitta	Forte, boa musculatura, pele suave e levemente oleosa	Arguto e perspicaz	Avermelhada	Tem facilidade em memorizar
Kapha	Robusto e pesado	Consistente e lento	Branca	Muito boa, dificilmente esquece

5. *Moksha* é a iluminação, a liberdade e o discernimento.

Questões para reflexão

1. A música clássica indiana também é uma ciência sagrada para o povo indiano. Trata-se de uma expressão de ciência pura que agrega beleza e deleite aos praticantes e aos ouvintes; além disso, seus sons têm a qualidade de aprimorar capacidades intelectuais e mentais de várias maneiras. Quando a banda inglesa foi para aquelas terras, os integrantes tiveram a honra de conhecer Ravi Shankar, um musicista indiano soberbo, e essa conexão favoreceu a vinda das tradições védicas para o Ocidente. Foi uma época muito auspiciosa, pois o Ocidente estava vivendo a contracultura, e essa abertura trouxe a possibilidade de acesso aos estudos sobre o som e sua vibração energética, que organiza nosso ser.

2. Todo conhecimento que era transmitido oralmente deveria ter sido preservado; se isso tivesse acontecido, cada tradição teria seu próprio compêndio de conhecimentos atemporais. Por sorte, quando os sábios perceberam que, em razão das invasões, as pessoas que detinham a raiz desse conhecimento estavam morrendo, eles começaram a registrar todo esse ensinamento em sânscrito, com o devido cuidado de preservar toda essa riqueza. E até hoje esse conhecimento perdura, sobrevivendo a guerras, intempéries climáticas e oscilações de qualquer gênero que atinja a sociedade. Um professor uma vez disse à autora deste capítulo que, enquanto existir uma pessoa querendo saber a verdade sobre si, todo esse conhecimento continuará existindo.

3. *Dosha* é a invenção facilitadora de verificação de oscilação de elementos dentro do corpo e da mente de um indivíduo. Conhecer detalhadamente os elementos, os *doshas* e as respectivas características confere às pessoas a possibilidade de raciocinar de maneira ayurvédica, e isso fornece um triunfo: observar que elemento precisa de algum tipo de ação terapêutica.

4. Considerando que *kapha dosha* tem predominância dos elementos água e terra, podemos nos lembrar da importância da estrutura, da base e da coerência. Ao misturar água e terra nas devidas proporções, forma-se barro, que é o reflexo da estabilidade e da coerência. Quando nosso corpo e nossa mente estão em coerência, o sistema permanece funcionando de maneira equilibrada, saudável, ou seja, em homeostase. Então, *kapha* é importante porque propicia imunidade ao indivíduo.

5. *Vata* é considerado o rei dos *doshas*, pois, em virtude de sua soberania, é somente por conta dele que os demais *doshas* podem exercer suas funções e papéis dentro do corpo e da mente. *Vata* que está sob algum tipo de desequilíbrio desorganiza não só os *doshas*, mas também tecidos, excreções, emoções e afeta diretamente a capacidade intelectual de um indivíduo. Portanto, é de suma importância manter esse *dosha* em harmonia.

Capítulo 4
Questões para revisão

1. As práticas integrativas se originam dos conhecimentos empíricos e experiências de outras medicinas e práticas voltadas para a atenção à saúde, levando em consideração o ser integral. Essas práticas, muitas vezes sem comprovações científicas, são cultivadas por diferentes culturas e aceitas pela sua eficiência, mas não eram reconhecidas ou utilizadas pela medicina tradicional até o reconhecimento da Organização Mundial da Saúde (OMS). A primeira denominação dada às práticas integrativas foi *práticas alternativas*, porém, no Brasil, adotou-se a denominação *práticas integrativas*.

2. A ausência de doença não é mais consideradacomo a definição de *saúde* para a OMS. Em uma linha mais abrangente e integral, a OMS define *saúde* como o estado de bem-estar físico, mental e social, e não simplesmente como a ausência de doença.

3. e
4. d
5. b

Questões para reflexão

1. Persistência e desconstrução de preconceitos.
2. A observação de padrões inconscientes repetitivos de pensamentos.
3. O imediatismo das mensagens de texto, as exibições de resultados rápidos e a acessibilidade de informação se estabelecem como padrão de resultados, fazendo com que haja resistência ou falta da constância das pessoas em relação a práticas que demandam tempo.
4. A meditação promove a assimilação de situações e emoções, e as crianças se tornam conscientes dos sentimentos e percepções por elas vividos desde pequenas, o que favorece a prática da consciência sobre o pensar e o agir (formação consciente de associações mentais e emocionais), que será utilizada em todas as fases de sua vida.
5. A visão do paciente integral como premissa para a prática da medicina seria uma alternativa, pois assim se considerariam os diferentes ambientes que fazem parte da saúde do indivíduo.

Capítulo 5

Questões para revisão

1. A forma como conhecemos o *yoga* atualmente tem origem na sistematização elaborada por Sri Patañjali, que possivelmente viveu entre 500 e 200 a.C. Selecionando as principais referências da temática nos livros antigos, Patañjali escreveu um compêndio sobre o *yoga* por meio de aforismos, frases curtas, que são conhecidas como *sutras*. No *yoga sutra*, Patañjali apresenta uma disciplina do *yoga* e um caminho de prática constituído por uma metodologia composta por oito partes, ou oito *angas*, essenciais do *yoga*, conhecidas como *asthanga yoga*.

2. *Samadhi* pode ser compreendido como o objetivo do *yoga*, assim como a permanência na verdade de si mesmo. Pode ser entendido também como o pináculo da concentração mental, ou seja, o estado total da concentração da mente. *Samadhi* é, desse modo, um estado em que a mente está livre de pensamentos e pode ser claramente apreciada. É a intensa aplicação ou fixação da mente em um foco escolhido, a concentração total dos pensamentos ou, ainda, a total absorção da atenção na contemplação de um objeto.
3. c
4. c
5. d

Questão para reflexão

1. Diferença quanto à abrangência: ao passo que os exercícios realizados em academias de ginástica visam ao desenvolvimento especificamente do corpo, por meio da tonificação dos músculos, as posturas realizadas durante uma prática de *yoga* são mais abrangentes porque, além de promoverem bem-estar, desenvolvimento da forma física e diversos benefícios fisiológicos, visam, principalmente, ao desenvolvimento das faculdades e qualidades mentais, por meio de concentração, foco e relaxamento. O objetivo principal do *yoga* é auxiliar o praticante na senda do autoconhecimento. Diferença quanto ao método: geralmente, nos exercícios de ginástica, os grupos musculares são trabalhados de modo extenuante, podendo gerar fadiga e lesões. O *yoga*, por sua vez, estimula a atenção do praticante na execução de cada movimento, que deve ser realizado de modo consciente, gradual, sincronizado com a respiração, buscando-se a preservação dos músculos e de todo o sistema corporal. O foco é o cultivo da paz e do bem-estar interior.

Capítulo 6
Questões para revisão

1. A doença quer mostrar algo que o doente não quer reconhecer: uma pessoa, uma culpa, um limite, seu corpo, sua alma, uma tarefa e um caminho que deve seguir. Trata-se de algo dentro da família que está em busca de uma cura; pode ser a necessidade de reconhecer e honrar um membro da família que foi excluído ou, ainda, a necessidade de o doente voltar ao seu lugar dentro da hierarquia familiar.
2. O movimento decisivo que leva a doenças é o amor do vínculo, de pertencimento; esse amor que nos liga à nossa família e aos seus destinos, ao mesmo tempo, nos liga ao que não está resolvido e ao que é difícil nela, como fraquezas, dores, cargas e culpa. Para pertencer, o indivíduo se dispõe a ficar doente, deficiente, sofrer acidentes e até sacrificar a própria vida. Pessoas excluídas de nosso sistema familiar são representadas por um descendente, sem que ele tenha consciência disso, por meio de uma doença, de uma deficiência, assim como da forma como vivem ou morrem. Doenças graves também acontecem quando não ocupamos nosso lugar na hierarquia. Por meio de um amor que é cego, colocamo-nos acima de nossos pais ou outro ancestral, na tentativa inconsciente de salvá-los.
3. c
4. a
5. c

Questões para reflexão

1. Quando uma pessoa recebe algo bom, ela fica grata e, de certa forma, em dívida e quer retribuir na mesma medida ou um pouco mais. Se ela consegue retribuir na mesma altura, o sentimento que surge é de alívio, de estar livre diante de uma obrigação. Esse tipo de compensação gera um vínculo crescente no qual o amor pode crescer.

2. A alma coletiva ou familiar não aceita exclusões, todos têm o mesmo direito de pertencer; portanto, quando um membro de nosso sistema é excluído, um descendente de nossa família passa a representá-lo, assumindo seu destino inconscientemente. O preço que esse descendente paga, sem nenhuma compaixão, é uma forma de restabelecer e compensar o pertencer do ancestral excluído, em nome dessa alma coletiva ou alma familiar, por meio de um sintoma, de um problema entre irmãos, de dificuldade nos relacionamentos e/ou no trabalho, da dificuldade de prosperar, entre outros emaranhamentos.

3. O movimento que leva à cura é o de tomar a doença, as dores ou a deficiência para dentro da própria alma, acolher e escutar o que elas têm para nos contar e para a pessoa que foi excluída, reconhecendo-a e honrando-a; dessa forma, devolvemos o lugar dessa pessoa no sistema familiar. É preciso aceitar e tomar os pais e tudo o que eles nos deram, assumindo nosso lugar na hierarquia. Assim, liberamo-nos de nossos emaranhamentos e liberamos, também, as gerações seguintes.

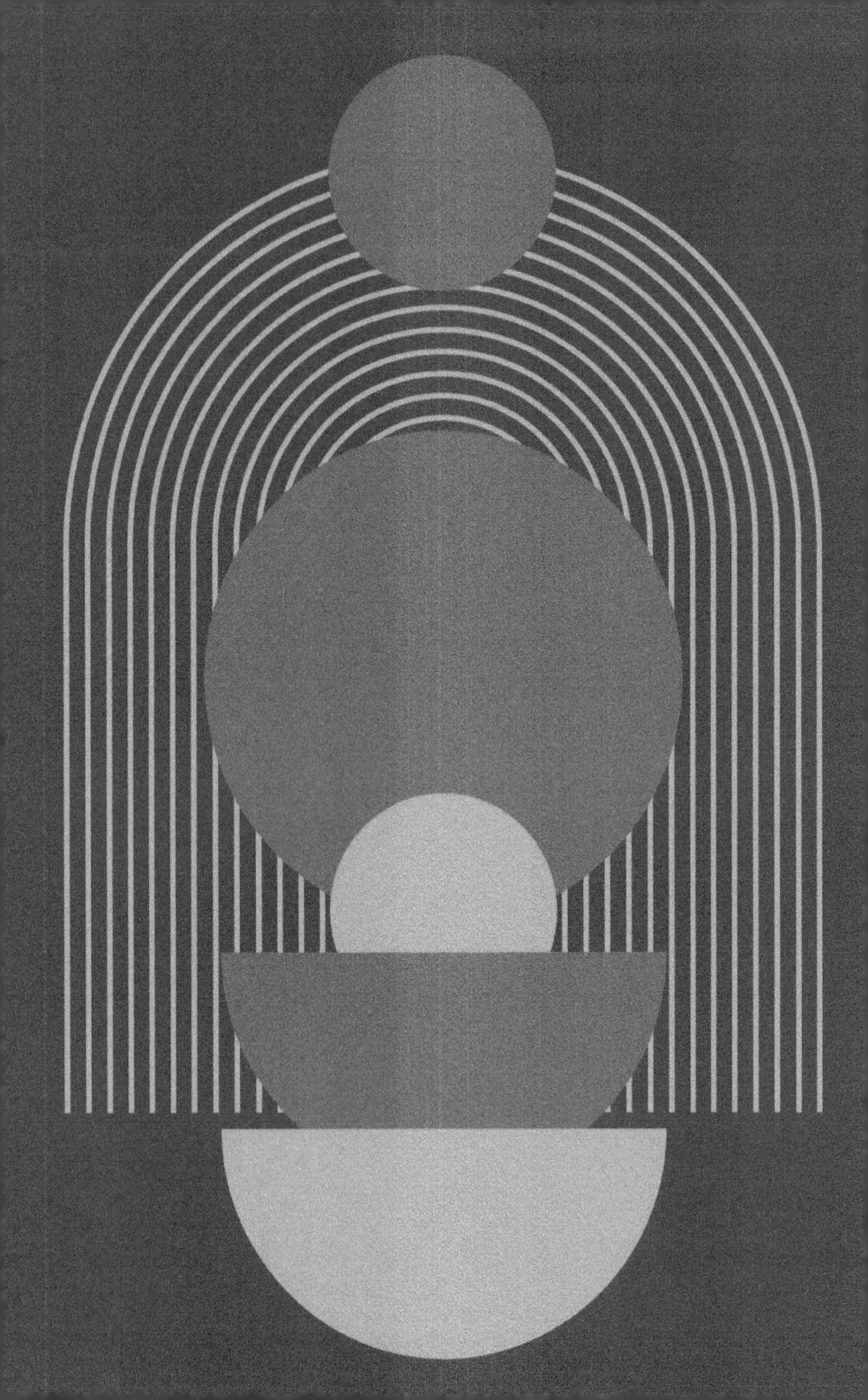

Sobre os autores

Mariel Terezinha Mortensen Wanderley Granato

Licenciada em Artes Visuais, arteterapeuta clínica (Registro Apat 003/0816) e docente em cursos de especialização em Arteterapia e Psicoterapia. Especialista em Arteterapia, Literatura Infantil e Juvenil; especialista em Ensino Religioso Escolar e Metodologia do Ensino Superior pela Pontifícia Universidade Católica do Paraná (PUC-PR). Arte educadora, autora de artigos publicados em revistas científicas de arteterapia; pesquisadora-membro do grupo de pesquisa Labesi (Laboratório de Estudos em Saúde Integrativa), da Universidade do Vale do Rio dos Sinos (Unisinos). Conselheira-membro da União Brasileira de Associações de Arteterapia (Ubaat). Sócia-fundadora e presidente da Associação Paranaense de Arteterapia (Apat) – gestão 2018/2020.

Paulo Alexandre Monteiro

Musicoterapeuta formado pelo Conservatório Brasileiro de Música do Rio de Janeiro. Sua primeira graduação em Turismo lhe possibilitou ampliar sua visão de mundo por meio de experiências vividas em mais de 50 países. Transitou para a área da educação nos anos em que esteve na Guatemala, onde também realizou seus primeiros trabalhos utilizando a música na promoção da saúde e do bem-estar social. No Brasil, desenvolveu seus saberes na musicoterapia atuando no Hospital Pequeno Príncipe de Curitiba – referência nacional no atendimento pediátrico – e na Casa da Musicoterapia de Belo Horizonte – única organização não governamental (ONG) dedicada exclusivamente à musicoterapia no país.

Fabiana Rodrigues Mandryk

Formada em Análise de Sistemas pela Faculdade Opet e em Massoterapia pela Faculdade Ensitec. Tem formação em *ayurveda*, no Brasil, pela Associação Brasileira de Ayurveda e, na Índia, pela The Arya Vaidya Pharmacy e pelo Amrita Vishwa Vidyapeetham – Amritapuri Campus. Estudante de *Vedanta* pelo Instituto Vishva Vidya; estudante de *Jyotisha* (astrologia védica) com a professora Shakti Karahe. Formada em Doulagem da Morte pelo Instituto Amortser e Doulagem da Alma pela escola de Seren Bertrand. Pós-graduanda em Tanatologia.

Giani Rúbia de Aviz

Formada em Administração Pública pela Universidade do Estado de Santa Catarina (Udesc). Mestre Reiki do Método Usui, terapeuta integrativa e multidimensional, radiestesista e *coach*. Experiencia e estuda as transformações por meio das terapias integrativas desde 2007, incluindo a meditação, o *reiki*, a imposição de mãos, a massagem terapêutica, a fitoterapia, a aromaterapia e outras técnicas integrativas. É colaboradora de um núcleo de medicina integrativa, onde aplica a técnica do *reiki* em Unidade de Terapia Intensiva (UTI) e na promoção e recuperação da saúde e do bem-estar em associação com a prática clínica de outras especialidades médicas.

Juliana Horstmann Amorim

Graduada em História e mestra em Antropologia pela Universidade Federal do Paraná (UFPR). Tem formação e aprofundamento em *Yoga* (ênfase em *Hatha Yoga* e Yogaterapia) pelo Centro de Estudos e Práticas de Yoga (Cepy). Atualmente, é consultora em Práticas Integrativas e Complementares em Saúde (Pics).

Denise Hamann

Psicoterapeuta e consteladora, psicóloga formada pela Universidade Tuiuti do Paraná (1989). Pós-graduada em Gestão de RH e MBA em Gestão Empresarial pela Universidade do Vale do Itajaí (Univali); pós-graduada em Psicologia Transpessoal pela Faculdade Espírita do Paraná; formada em Constelações Familiares e Empresariais pelo Instituto de Filosofia Prática Peter Spelter Ltda.; formada e pós-graduada em Constelações Familiares pela Hellinger Schule/Innovare. Tem especializações em Constelações com Bonecos pelo Instituto Marusa Gonçalves e especializações em teorias e técnicas behavioristas e em terapia familiar sistêmica. É *master* em Programação Neurolinguística (PNL).

Os papéis utilizados neste livro, certificados por instituições ambientais competentes, são recicláveis, provenientes de fontes renováveis e, portanto, um meio **responsável** e natural de informação e conhecimento.

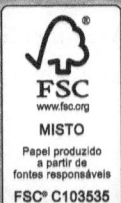

FSC
www.fsc.org
MISTO
Papel produzido
a partir de
fontes responsáveis
FSC® C103535

Impressão: Reproset
Março/2023